KB073570

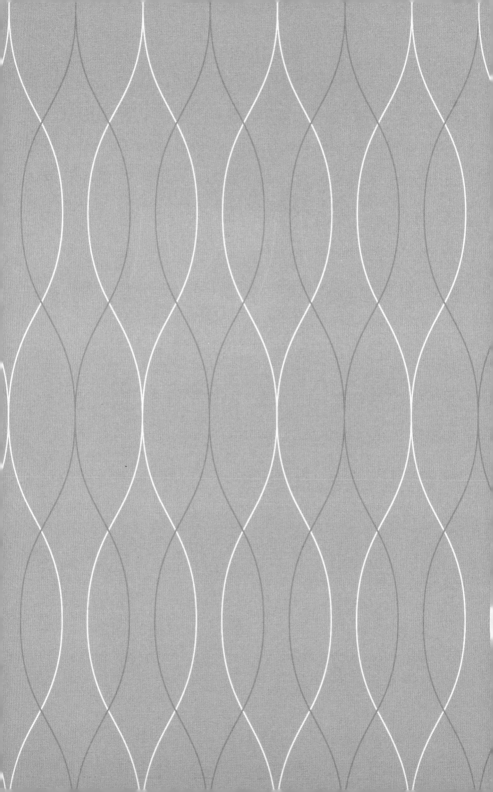

혈당 잡고 **비만**
잡고 **노화** 잡는

토탈
리셋

혈당 잡고 비만 잡고 노화 잡는

토탈 리셋

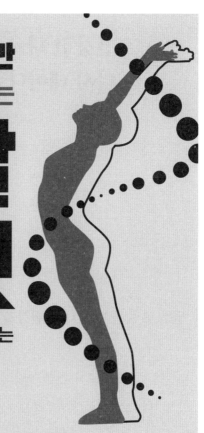

잃어버린 건강을 되돌리는 기적의 다이어트 습관

이진복 지음

21세기북스

건강한 나로
다시 태어나는 법

당뇨로 죽을 뻔한 내가 건강을 되찾을 수 있었던 이유

다이어트 전문가로서 25년 동안 수많은 환자를 만났다. 그동안 환자들에게 다이어트의 중요성에 관해 이야기하고 이거 먹어라, 저거 먹어라 조언해주었지만 정작 나의 식생활은 돌아보지 않았다. 아무 때나 먹고 아무거나 먹으면서도 나는 살이 안 찔 줄 알았다.

그도 그럴 것이 나는 고등학교 때부터 줄곧 키 173cm에 몸무게 65kg 정도를 유지해왔다. 그런데 마흔이 넘어가면서 몸에 문제가 하나둘씩 생기고 체중도 점점 늘기 시작했다. 사실

당뇨 유전력이 있어 더 조심해야 했는데 몸이 보내는 신호를 간과했던 것이다.

나는 나쁜 습관에 젖어 있었다. 하루 종일 병원에서 일하다가 지친 몸을 이끌고 퇴근하면 가만히 누워 텔레비전을 보면서 정제된 탄수화물로 된 간식을 먹었다. 그렇게 스르르 잠이 들었다가 깨고, 다시 잠을 청하려고 하면 잠이 안 와서 밤을 새우다 보니 수면 패턴도 흐트러졌다. 이렇게 살았는데도 그동안 살이 안 쪘으니 앞으로도 문제가 없다고 생각했고 굳이 생활 습관을 개선할 마음을 먹지 않았다.

그러는 동안 나의 몸속에는 나쁜 습관의 결과가 서서히 쌓여갔다. 정신을 차려보니 체중은 물론 지방도 크게 늘어나 있었다. 검사 결과 여러 가지 혈액 수치도 조금씩 나빠져 있었는데, 특히 3개월간 혈당의 평균 수치인 '당화혈색소'가 높아져 있었다.

당황한 나는 그제야 다이어트를 해야겠다는 생각이 들었다. 그러나 하루아침에 습관을 바꾸기가 어디 쉬운가. 적게 먹으면 너무 허기가 지고 심할 때는 저혈당 증상처럼 손이 떨리고 식은땀까지 났다. 먹는 걸 줄여서 살을 빼려는 시도는 결국 다 실패했다.

무조건 조금 먹으면서 체중을 감량하려고 하면 난관에 봉착할 수밖에 없다. 몸은 몸대로 나빠지고 면역력이 떨어져서 감기에 자주 걸리고 대상포진까지 걸리는 사람도 있다. 건강한 다이어트가 중요한 이유다. 그런데 대체 건강한 다이어트란 뭐란 말인가?

여러 다이어트를 실험해보면서 효과를 확신한 방법은 두 가지다. 첫 번째는 간헐적 단식이고, 두 번째는 혈당 스파이크 관리다.

나는 먼저 간헐적 단식을 시도했다. 12시간 식사를 하고 12시간 공복을 유지하는 12:12 간헐적 단식이었다. 아침 7시 정도에 식사를 하고 저녁 식사는 반드시 7시 전에 한다. 그다음에는 아무것도 먹지 않는다.

처음에는 정말 힘들었다. 매일 저녁 9시, 10시까지 간식을 먹던 사람이 아무것도 먹지 않고 물만 마시며 버티려니 처음 몇 주 동안은 너무 힘들어 우울해지기까지 했다. '이렇게 살아서 뭐 하나?'라는 생각까지 들었다.

그러나 몇 주간 어떻게든 버티고 나니 저녁에 조금 배가 고파도 허기를 안고 잘 수 있는 능력이 생겼다. 다음 날 아침에 일어나면 "아, 내가 어제저녁에 그렇게 배가 고팠는데 참고 잤

었지? 나 정말 잘했어"라고 스스로 칭찬도 해주었다. 또 아침에 일어나면 그런 기분 좋은 허기감을 이용해서 건강한 아침 식사를 맛있게 해 먹었다.

식사 시간을 자기 생활의 패턴대로 맞추고 줄이는 것은 상당히 중요하다. 간헐적 단식의 시작은 12:12 간헐적 단식이다. 여기에 익숙해지면 주말에는 단식 시간을 조금 더 늘려볼 수 있다. 14시간 공복을 유지하고 10시간 동안 식사하는 14:10이나 16시간 공복을 유지하고 8시간 동안 식사하는 16:8까지 만들어보는 것이다. 이게 주말에 가능해지면 주중에도 이러한 생활을 유지할 수 있게 된다.

단식 시간을 늘리는 것이 나에게는 효과적이었다. 점점 다이어트에 적합한 몸이 되고 식탐도 줄었다. 몸도 상당히 가벼워졌다. 간헐적 단식을 하면서 나쁜 습관을 고치고 신진대사가 정상으로 돌아왔다는 느낌을 받았다.

두 번째로 내가 경험했고 추천하는 다이어트 방법은 혈당 스파이크 관리다. 내 아버지는 당뇨병을 가지고 있었기에 나는 자주 당뇨 검사를 했고 공복 혈당 검사도 했으며 식후 2시간 검사도 했었다. 결과는 다 정상이었다.

그런데 24시간 혈당 측정기를 몸에 부착해 검사해봤더니 충격적인 결과가 나왔다. 식후 1시간 전후에 혈당이 200까지 치솟아 올라가는 게 아닌가! 이후 혈당 측정기를 부착하고 여러 음식을 먹어보고 운동도 해보면서 실험을 해봤다. 어떤 음식을 먹으면 혈당이 쭉 올라가고 어떤 음식을 먹으면 혈당이 덜 올라가는지 관찰한 것이다. 운동도 언제 운동하면 혈당이 떨어지는지 데이터를 쌓기 시작했다.

사람마다 혈당을 올리는 음식이 약간씩 다르긴 하지만, 빵이나 과당 주스 같은 음식은 혈당을 엄청나게 올렸다. 그런 음식을 먹었다 하면 혈당이 200 이상 올라가는 걸 보니 빵이나 과당 주스를 무서워서 못 먹겠다는 생각이 절로 들었다. 이렇게 혈당을 조절하기 위해 여러 시도를 해보면서 내가 얻은 결론은 다음과 같다.

1. 정제 탄수화물을 줄여야 한다.
2. 단백질과 채식 위주의 식사를 해야 한다.
3. 아침 식사가 정말 중요하다. 아침에 혈당 스파이크를 만들지 않는 식사를 해야 한다.
4. 식사 순서는 채소부터 먹고 그다음에 단백질을 먹고 제일 마지막에 탄수화물을 먹어야 한다.

5 식사 후에는 움직여야 한다. 걷는 게 좋고 근력운동도
　 병행한다.

6. 술이나 담배는 멀리한다.

7. 하루 7시간 정도 숙면을 취하고, 성장 호르몬이 나오는
　 밤 10시부터 새벽 2시 사이에는 자는 게 좋다.

이처럼 혈당 스파이크를 관리하기 시작하면서 혈당 수준이
상당히 안정화되고 올라갔던 당화혈색소도 다시 떨어졌다. 따
라서 환자들에게도 간헐적 단식과 혈당 스파이크 관리를 적극
적으로 권장하고 있다. 이 두 가지 방법은 건강한 체중으로 돌
아오게 해주고 당뇨 위험에서 벗어나게 해준다.

한 사람의 인생을 바꾸는 비만 치료

간혹 "왜 비만 다이어트만 치료하시고 미용이나 피부 치료는
안 하세요?"라는 질문을 받곤 한다. 나는 상계백병원 가정의학
과 전공의 1년 차 때부터 우리나라 비만 치료의 거장인 강재
헌 교수에게서 다이어트와 비만 치료 교육을 받았다.

당시에는 우리나라에서 '비만은 질병이다'라는 개념이 아직

확실하게 서 있지 않았다. 그러나 나는 강재헌 교수님을 따라 비만 공부를 하면서, 또 학교나 여러 사업체를 다니며 비만 자료를 수집하고 연구하는 일을 계속 이어나갔다.

이후 전공의와 봉직의, 개원의를 거치면서 한 번도 비만 치료를 놓아본 적이 없다. 전공의 논문도 초등학생 비만이 주제였다. 그리고 서울대학교 보건대학원 석사 논문도 여대생들의 비만이 주제였다.

내가 존경하는 상계백병원 내분비내과의 이병두 교수는 전공의들에게 항상 이런 말을 했다.

"세상에 아무나 돼서는 안 되는 직업 세 가지가 있다. 바로 선생님, 성직자 그리고 의사다. 왜 그런가 하면 이 세 직업은 한 사람의 인생을 바꿔놓을 수도 있는 영향력을 가졌기 때문이다."

의사로서의 품성과 사명감 그리고 공부가 얼마나 중요한지를 깨닫게 하는 말이었다. 어떤 사람의 인생을 바꿔놓을 수 있는 위치에 있다면 모든 일에 신중을 기해야 한다. 공부도 열심히 하고 품성을 닦는 것 또한 중요하다. 그 말을 항상 새기면서 살아왔다.

비만 치료 또한 한 사람의 인생을 바꿀 수 있다고 생각한다.

그래서 아무나 이런 치료를 해서는 안 된다고 감히 말하고 싶다. 예를 들어 비만 치료 약물은 매우 강력하고 위험한 향정신성 약물이다. 의사들에게 위험한 약물을 처방할 권한을 준 것은 철저한 사명감을 가지고 꼭 필요할 때만 쓰라는 뜻이기도 할 것이다. 그런데 그렇지 않은 의사도 간혹 있다. 참 안타까운 일이다.

비만 치료 약물을 장기간 처방하는 것은 옳지 않다. 비만 치료 약물은 사람마다 반응이 다 다르기 때문에 천천히 양을 늘려가며 반응을 잘 살펴야 한다. 그런데 처음 비만 약을 먹는 사람에게 두 달 치 약을 지어주고, 환자가 원치 않았는데 이뇨제, 안정제, 수면제가 들어 있는 약을 처방하는 의사들이 있다. 패키지 시술을 하지 않으면 의사 얼굴도 못 보고 코디네이터와 상담만 해야 하는 비만 클리닉도 있다고 들었다. 모두 내 환자들에게서 직접 들은 얘기다.

비만 치료를 약물을 함부로 사용하면 금단 증상, 의존증, 중독 증상으로 더 큰 고생을 할 수 있다. 그리고 특정 질병을 감별하지 않고 치료했을 때 그 질병이 악화할 위험도 있다. 그래서 비만 치료 약물의 원칙은 반드시 지켜야 한다. 그 원칙이란 앞서 말했듯 최소 기간, 최소 용량으로 사용하고 점진적으로 약을 늘렸다가 점진적으로 약을 줄이는 것이다. 그리고 3개월 이상은 복용하지 않아야 한다.

나도 피부 미용이나 미용 시술을 배울 기회가 많이 있었다. 물론 피부 미용도 중요한 의료의 한 분야다. 다만 나는 다이어트 전문가로서 비만 치료에만 집중했으며 이 사실에 의료인으로서 자부심을 느낀다.

나를 찾은 환자 중 고도 비만이었던 한 중년 여성은 비만 치료 후에 새 삶을 찾았다. 새로운 취미가 생겼고 가정 생활도 좋아졌다. 또 다른 여성은 다이어트에 성공한 뒤 건강한 몸으로 출산해서 아이의 손을 잡고 우리 병원에 온다. 각종 합병증으로 아주 괴로운 삶을 살던 남성 비만 환자도 있었다. 술, 담배에 찌들어 있고 운동 부족으로 지방간, 고지혈증, 당뇨 전 단계, 고혈압까지 겪다가 다이어트 성공으로 완치된 환자가 많다. 비만으로 인해 자존감이 너무 낮았고 우울증까지 있던 환자들이 비만 치료 후 건강한 마음을 되찾아 웃는 얼굴로 진료실에 들어온다.

최근에는 내가 운영하는 유튜브 채널에 다음과 같은 댓글이 달렸다.

"예전에 원장님께 진료받았던 환자입니다. 원푸드 다이어트부터 한약, 양약, 지방 흡입까지 다이어트에만 쓴 돈이 중형차 한 대 값입니다. 늘 달고 다니는 요요와 펜디메트라진 내성으로 몸도 마음도 힘들 때 '뭐 별거 있겠어?' 하면서도 가까우니 가보자 해서 원장님께 갔어요.

원장님께서 지금까지 어떤 의사도 제대로 알려준 적이 없는 약 복용법과 끊는 법, 식이 요법, 운동 추천에 과하지 않는 치료와 처방에 눈물 나는 위로까지 해주셔서 너무 감사했어요. 그때 창피해서 자세히 말씀을 안 드렸지만 바이폴라 수준의 감정 기복으로 남편과도 트러블이 많았을 때였거든요.

덕분에 체지방 감량도 많이 했습니다. 무엇보다도 일상에서 다이어트가 이벤트가 아니라 라이프스타일로 잘 녹아들게 이끌어주셔서 지금은 그때보다 몸무게가 더 줄었습니다. 남편과도 잘 지내고 있어요. 얼마 전 건강검진 결과도 전부 정상이었고 신체 나이가 다섯 살 어리다고 나왔어요. 저뿐만 아니라 저희 가정의 구원자가 되어주셔서 감사합니다."

이런 후기를 보면 의료인으로서 뿌듯함과 사명감을 느낀다. 앞으로도 다이어트 비만 치료에 집중하면서 많은 사람의 건강을 책임지는 일을 하고 싶다.

이 책도 그런 생각의 일환이다. 그동안 다양한 연령과 상황

에 있는 수많은 비만 환자를 만나면서, 그리고 나 자신이 비만
에서 탈출하면서 배운 것을 이 책에 모두 담았다.

그 비결을 한마디로 표현하자면 '토탈 리셋' 다이어트다. 단
순 체중 감량만을 목적으로 하지 않고, 건강을 망가지게 한 생
활 습관 하나하나를 찾아 바꿔나가는 것이다. 개운한 몸으로
건강하게 살아가고 싶다면, 무너진 신체 밸런스를 다시 건강
하게 세팅하기 위해서는 식습관, 수면습관, 운동습관, 멘탈 다
잡기까지 생활의 전 영역에 걸쳐 변화를 이끌어내야 한다. 이
러한 다이어트야말로 건강한 몸과 마음으로 행복한 삶을 살게
해주는 최고의 습관일 것이다.

● ● **차례** ● ●

프롤로그 | 건강한 나로 다시 태어나는 법 · 4

1부
당과 탄수화물을 지배하면
건강을 지배할 수 있다

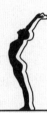

1장 혈당 롤러코스터를 아시나요?

식후에 생기는 이 증상을 조심하자 · 25

비만과 만병의 근원, 혈당 스파이크 · 28

혈당 스파이크를 낮추는 법 · 31

2장 중독은 어디에나 있다

마약보다 무서운 탄수화물 · 37

탄수화물을 끊었더니 너무 힘들어요 · 41

탄수화물 금단 증상, 이렇게 해결하라 · 44

3장 당 독소를 이해하면 건강을 읽는 눈이 생긴다

그 어떤 독소보다 치명적인 당 독소   · 53

당 독소가 많은 음식을 피하라   · 56

당 독소 해독 다이어트   · 60

4장 하루의 첫 끼가 평생을 좌우한다

아침 공복에 절대 먹지 말아야 할 음식   · 65

다이어트를 돕는 최고의 아침 식사   · 70

아침에 먹는 단백질이 중요한 이유   · 76

저절로 살이 빠지는 아침 습관   · 79

5장 건강식에 대한 흔한 오해

저탄고지 다이어트, 문제는 없을까?   · 85

과일의 두 얼굴   · 89

갈아 먹는 탄수화물을 피하라   · 94

6장 제대로 먹기 위한 몇 가지 조언

오트밀도 잘못 먹으면 독이 된다   · 103

고기가 아니어도 단백질을 섭취할 수 있다   · 107

매일 두 스푼, 땅콩버터의 효능!   · 112

저항성 전분을 먹자   · 118

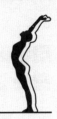

2부
내 몸을 리셋하는
타이밍의 기술

1장 간헐적 단식 하나만 제대로 하자

먹는 순서만 바꿨을 뿐인데 · 131

쉽지만 강력한 다이어트, 간헐적 단식이란? · 136

간헐적 단식의 효과를 최대로 끌어올리는 법 · 140

운동도 간헐적으로, 고강도 인터벌 트레이닝 · 147

2장 힘 빼지 말고 방식만 바꿔라

식후 30분 이것을 하면 한 달에 3kg이 빠진다 · 153

간식은 이렇게 먹어라 · 157

슬기로운 음주 생활 · 160

치팅데이를 올바르게 활용하라 · 168

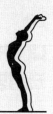

3부
다이어트는
모든 건강의 시작이자 끝이다

1장 다이어트는 살찐 사람만 하는 거 아닌가요?

그냥 평생 맛있는 것 먹다가 죽을래 · 179

스트레스를 받으면 살찌는 이유 · 181

쉬운 것부터 천천히 하자 · 186

2장 필요한 만큼만 다이어트하라

짧고 굵게 운동하기 · 193

다이어트는 첫 3주에 결판난다 · 199

3장 다이어트 식단에 관한 오해와 진실

비만 잡는 슈퍼푸드 · 205

지방은 다이어트의 주범? · 209

살 빠지게 도와주는 착한 탄수화물 · 216

편의점 음식도 괜찮다 · 222

4장 중년을 위한 관리법은 따로 있다

나잇살이 찌는 이유 · 229

나잇살은 이렇게 빼자 · 240

5장 배 나온 올챙이들에게

팔다리는 얇은데 배만 볼록? 마른 비만! · 255

복부 비만 완전 타파하는 7가지 방법 · 259

6장 나에게 맞게 천천히

걷기가 좋을까, 달리기가 좋을까? · 269

식전 운동 vs 식후 운동 · 274

체지방을 무섭게 태우는 운동 · 280

교대 근무자들은 이렇게 다이어트하라 · 286

에필로그 | 작은 실천이 모든 것을 바꾼다 · 294

참고문헌 · 297

1부

당과 탄수화물을 지배하면 건강을 지배할 수 있다

1장

혈당 롤러코스터를 아시나요?

식후에 생기는
이 증상을 조심하자

다이어트를 하든 안 하든, 비만이든 아니든 밥을 먹고 나서 식곤증 때문에 너무 힘든 사람이 있을 것이다. 식사 후에 어느 정도 시간이 지나면 권태롭고 피곤하고 손이 떨리고 어지러워지기도 한다. 그러나 막상 '나 혹시 저혈압 아닌가?' 하는 생각에 검사를 해보면 혈압에는 문제가 없는 경우가 많다.

누구에게나 식곤증은 있을 수 있지만 식후에 너무 극심한 피로감이 몰려오면 일상생활에 문제가 생긴다. 식사 후에 조금이라도 잠을 자지 않으면 피곤하다 못해 몸이 맞은 것처럼 아프다. 집중력이 현저히 떨어져서 업무를 못 하겠다고 하는 사람도 있다.

밥만 먹고 나면 마치 몸이 물에 젖은 이불처럼 무겁고 힘든 이유는 무엇일까? 식사를 하고 나면 혈중에 포도당이 공급되면서 일시적으로 혈당이 높아진다. 누구나 그렇다. 특히 탄수화물 중에서도 고혈당을 유발하는 단순당을 많이 섭취했다면 혈당이 더욱 급격히 오르게 된다.

이처럼 혈당이 갑자기 치솟았다가 급격히 떨어지는 현상을 '혈당 스파이크'라고 한다. 흰쌀, 설탕 등 정제 탄수화물을 과다하게 섭취했을 때 혈당 수치가 급격히 치솟으면 우리 몸에서 혈당을 떨어뜨리기 위해서 인슐린이 갑작스럽고 과도하게 분비된다. 이렇게 되면 혈당은 빠르게 오른 만큼 빠른 속도로 떨어지게 된다. 이것을 그래프로 나타냈을 때 뾰족한 못처럼 보인다고 해서 혈당 스파이크라는 이름이 붙은 것이다.

인슐린이 과다하게 분비되면 이로 인해 상대적인 저혈당(반응성 저혈당) 상태가 돼서 극심한 피로감을 유발한다. 이것이 식곤증의 원인이 되고, 우리의 업무 능력을 떨어트리면서 악순환을 만든다.

음식을 먹으면 혈당이 올라가는 것은 자연스러운 현상이다. 그러니 현대인이라면 누구나 혈당 스파이크에서 자유롭지 못하다. 겉보기에 마른 젊은 여성들이나 당뇨병이 아닌 사람도 혈당 스파이크에서 자유로울 수 없다.

정상인의 경우 혈당 변화가 하루 종일 완만해서 식후 2시간 최고 혈당이 140mg/dL 이하로 유지된다. 이에 비해 혈당에 문제가 있는 사람들은 혈당이 더욱 급격하게 올라갔다가 뚝 떨어진다. 또한 혈당의 정상 기준인 140 이상을 훌쩍 넘기기도 한다. 최근 연구에 따르면 당뇨병이 아닌 사람도 식후 단시간 내에 혈당이 급상승하는 경우가 있다.

지나치게 당을 많이 섭취하거나 달콤한 음료처럼 빠르게 당이 흡수되는 음식을 먹은 경우, 또는 혈당 조절 능력이 떨어지는 경우에는 식후 혈당이 140 이상, 높게는 200 이상 치솟아 오른다. 만약 식후 혈당이 140 이상 치솟다가 1~2시간 후에 다시 떨어지는 사람은 특히 주의가 필요하다.

혈당 스파이크가 반복되면 인슐린을 분비하는 기관인 췌장이 혹사되면서 당뇨병의 가능성이 높아진다. 이게 바로 다이어트를 망치는 주요 원인이 된다. 특히 건강검진에서 당뇨 전단계, 당뇨 고위험군이 나왔다면 혈당 스파이크에 주의해야 한다.

극심한 식곤증을 별것 아닌 것으로 넘기면 안 된다. 식후에 급격한 피로감, 참을 수 없는 졸음, 집중력과 판단력이 흐려지는 증상이 있다면 내가 혹시 혈당 스파이크 증상이 있는 게 아닌가 살펴봐야 한다. 누구나 혈당은 오르락내리락하지만, 하루에도 몇 번씩 혈당이 널뛴다면 '혹시 내가 대사 장애로 인한 비만의 초기 단계가 아닌가?' 혹은 '내가 당뇨의 전 단계가 아닌가?' 하는 고민을 한번 해볼 필요가 있다.

비만과 만병의 근원, 혈당 스파이크

흔히 식사한 후에 시간이 많이 지나면 '당이 떨어졌다'는 얘기를 한다. 식후에 혈당이 급속도로 올라갔다가 급속도로 떨어지면 우리 몸에서 격한 배고픔을 느끼게 되기 때문이다. 그래서 초콜릿, 사탕 같은 당이 높은 음식물을 찾게 된다.

앞서 언급했듯 혈당이 갑자기 올라가면 인슐린 또한 갑자기 나오면서 혈당을 뚝 떨어뜨린다. 손이 떨리고 집중력이 떨어지고 졸리는 증상이 생길 수 있다. 혈당이 떨어질 때마다 음식을 찾고 먹게 되기 때문에 다이어트는 당연히 실패하게 되고 비만이 가속화한다.

최근에는 혈당 스파이크가 당뇨병 진행을 앞당길 수 있다는 연구도 발표된 바 있다. 그뿐만이 아니라 당뇨병의 합병증까지 불러내거나, 더 나아가서 심혈관 질환의 위험까지 높이는 것으로 알려져 있다.

혈당 스파이크가 반복될 경우 혈관 내피 세포가 손상되어 염증이 생길 수 있고, 그로 인해 혈관벽이 두꺼워지면서 동맥경화나 심근경색으로 이어질 수 있다.

혈당 스파이크가 오래 진행되면 비만, 고혈압, 고지혈증 같은 대사증후군이 일어날 수 있다. 당뇨인의 경우에는 췌장의 기능은 더 많이 손상되고 혈관의 손상은 가속화되어서 결국 당뇨병 합병증이 일어나는 것이다.

문제는 공복 혈당이 정상이더라도 안심할 수 없다는 것이다. 건강검진에서는 주로 공복 혈당 수치만 측정하기 때문에 혈당 스파이크를 잡아내기 어렵다.

더 자세한 검사를 한다고 식후 2시간 혈당이나 당화혈색소 검사를 하는 경우도 있지만 이 검사에서도 식후 한 시간 전후에 혈당 스파이크를 잡아내지는 못한다. 당화혈색소 검사는 3개월 혈당의 평균을 구하기에 고혈당과 저혈당이 반복되는 현상을 잡아내기 어려운 것이다. 평균만 알 뿐이지 그때그때 움직이는 혈당을 잡아내기가 어려운 것이 당화혈색소 검사의 맹점이다.

따라서 혈당 스파이크에 대한 경각심을 지속적으로 갖고 조절해야 한다. 치솟는 식후 혈당을 잘 잡아야 당뇨와 비만, 더 나아가서 혈관 건강까지 잘 다스릴 수 있다. 당뇨 환자가 아니라도 혈당 스파이크로 인해서 당뇨병에 가까워질 우려가 있기 때문에 식후에 혈당이 급격히 올라가지 않도록 관리하는 것이 중요하다.

특히 당뇨병 환자들은 심근경색의 발병 위험이 높은 것으로 알려져 있다. 하지만 당뇨병이 아니고 식후의 짧은 시간 동안만 혈당 변동이 심한 사람도 심근경색 및 돌연사의 위험이 높은 것으로 나타났다.

한 연구에 따르면 규칙적으로 혈당 스파이크를 재현한 환경에 2주간 혈관 세포를 노출한 결과 약 40%가 사멸했다. 연구팀에 의하면 혈당 스파이크가 반복해서 진행되면 보통 사람들에 비해 치매에 걸릴 확률이 1.5배 높아지며 암세포의 증식을 촉진할 위험도 있다고 한다.

이처럼 혈당 스파이크는 비단 당뇨병을 앓고 있는 사람뿐만 아니라 일반적인 정상인에게도 중요한 문제다. 특히 다이어트를 하면서 극심한 피로를 느끼는 사람이라면 더욱 혈당 스파이크에 유의해야 한다.

혈당 스파이크를 낮추는 법

혈당 스파이크를 예방하려면 어떤 생활 습관을 가져야 할까? 첫 번째는 양질의 탄수화물을 섭취하는 것이다. 혈당이 급격한 폭으로 올라갔다가 내려오면서 배고픔을 더 많이 느끼고 피로감을 느끼게 되기 때문에 더욱 좋은 탄수화물을 섭취해야 한다.

설탕, 과자 같이 당지수(GI지수)가 높은 음식을 자꾸 찾으면 혈당이 급격히 오르내린다. 이런 악순환이 반복될수록 비만과 당뇨병의 위험도 커진다.

가장 좋은 것은 잡곡밥, 통밀 등의 양질의 탄수화물을 섭취하는 것이다. 우리의 몸은 혈당이 크게 올라가는 식사를 한 이후에 지방을 더욱더 활발하게 저장한다. 사용되지 못한 당은 지방 세포로 저장되는데 이것이 혈당을 급상승시키는 또 다른 원인이 되기도 하고 비만을 일으킬 수 있다. 그렇기 때문에 혈중 포도당 농도를 급상승시키지 않는 음식으로 식단을 꾸리는 것이 상당히 중요하다.

두 번째는 아침 첫 식사에 주의하는 것이다. 혈당 스파이크는 아침에 가장 빈번하게 발생한다. 자는 동안 오래 공복을 유지해서 아침에는 혈당이 낮은 상태이기 때문이다. 이때 당지수가 높은 음식이 갑자기 우리 몸에 들어오면 혈당이 급격히 상승하게 된다.

아침 식사로 식빵이나 팬케이크에 잼이나 꿀을 곁들이거나 우유에 달콤한 시리얼을 넣어서 먹는 사람이 많은데 이는 아침 식사로 바람직하지 않다. 또한 간헐적 단식 이후 첫 끼에는 더욱 주의를 기울여야 한다.

혈당을 완만하게 올리는 아침 식사로는 무엇이 있을까? 고체 형태라 천천히 씹어 먹을 수 있으며 단백질, 지방, 섬유소가 포함된 식품이 좋다. 채소 위주의 샐러드, 삶은 달걀, 묽지 않은 무가당 요거트, 견과류 등을 추천한다.

잼을 바른 식빵 등 단순당으로 이루어진 음식은 짧은 시간 안에 혈당이 높아졌다가 급격히 떨어지지만 고체 형태의 단백질, 지방, 섬유소가 풍부한 음식은 4시간 이상 혈당을 완만하게 유지하게 해준다.

세 번째는 식후 걷기를 해야 한다는 것이다. 내가 어릴 때는 식후에 텔레비전을 보면서 쉬거나 아무것도 하지 않는 게 더 좋다고 배웠다. 식후 바로 일을 하거나 움직이면 건강에 안 좋다는 것이었다.

하지만 식후에 가만히 쉬는 습관은 식곤증을 유발하고 살을 찌게 하는 최악의 습관이다. 식후에 가만히 눕거나 앉아 있으면 스르르 잠이 오게 된다. 그렇게 잠을 자고 나면 몸에 지방이 고스란히 쌓인다고 생각하면 된다.

식사 후에 혈당이 오르고 인슐린이 분비되면 우리 몸은 착실하게 지방을 쌓을 준비를 한다. 이때 가만히 누워 있거나 아무것도 안 하고 쉰다면 우리 몸은 지방을 축적하는 최적의 상태가 된다.

식후 가볍게 걷기만 해도 식곤증이 사라지는 놀라운 경험을 하게 될 것이다. 평소보다 당분을 많이 섭취했다면 더욱 바로 몸을 움직여야 한다. 인슐린이 과도하게 분비되지 않도록 조치할 필요가 있는 것이다.

그렇다고 너무 과하게 움직이지 말고 천천히 걷기 시작해서 배가 안 아플 정도의 속도로 걷는 것이 좋다. 특히 저녁 식사 후에는 꼭 걸을 것을 권한다. 스트레칭도 좋은 습관이다. 지금까지 설명한 세 가지를 실생활에 적용한다면 건강한 다이어트를 실천하는 동시에 당뇨로 가는 길을 차단할 수 있을 것이다.

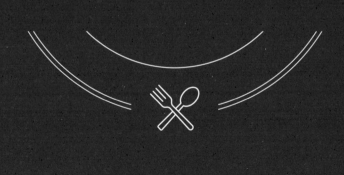

2장

중독은
어디에나 있다

마약보다 무서운
탄수화물

'탄수화물 중독'이라는 말을 들어봤을 것이다. 그런데 '지방 중독'이나 '단백질 중독'이라는 말은 들어보지 못했다. '채소 중독'이나 '물 중독'이라는 말도 그렇게 많이 쓰이지 않는다. 다른 성분과 다르게 왜 유독 탄수화물에 중독이 되는 걸까? 또 탄수화물 중독에서 벗어나는 길은 있을까?

탄수화물은 인간이 진화의 과정에서 가장 중요한 역할을 한 영양소 중 하나다. 탄수화물을 주로 쓰는 우리 몸의 기관은 바로 뇌다. 인간이 만물의 영장이 되기까지는 뇌가 가장 큰 역할을 했는데, 뇌에서는 포도당만 에너지원으로 쓴다. 포도당이 우리 몸에 상당히 중요한 이유다.

과거에는 포도당, 즉 당 성분이 그리 많지 않았다. 내가 어렸을 때만 해도 단맛 나는 음식은 명절이 아니면 거의 먹을 수 없었다. 그런데 산업 혁명 이후 탄수화물 식품을 대량 생산하면서 우리는 탄수화물을 너무 많이 먹게 되었고 심지어는 탄수화물에 중독되기에 이르렀다. 지금은 도처에 깔린 게 단 음식이다. 더욱이 요즘에는 탕후루처럼 극강의 단맛을 자랑하는 음식을 손쉽게 구할 수 있게 됐다.

케이크, 쿠키, 도너츠, 과자, 빵, 햄버거, 피자 등 밀가루 음식이나 설탕을 원료로 하는 음식 및 초콜릿 등 단맛이 강하게 나는 음식에는 단순당이 많이 들어 있다.

단순당은 섭취하자마자 바로 혈당을 빠르게 높이므로 섭취를 중단했을 때 마음이 불안하고 스스로 양을 줄이는 것이 힘들다. 이런 증상이 니코틴이나 마약 같은 금단 증상과 비슷해서 중독이라는 이름까지 붙은 것이다.

지방이나 단백질은 어느 정도 먹으면 더 이상 먹을 수 없다. 지방은 느끼해서 못 먹고, 단백질도 먹는 데 한계가 있다. 그런데 탄수화물은 어느 정도 먹고 멈추는 게 잘 안된다. 또 탄수화물을 먹으면 기분이 좋아진다. 실제로 달거나 짜고 기름진 음식은 뇌에 존재하는 쾌감 중추를 자극한다. 이 과정에서 세로토닌이라는 행복 호르몬을 분비한다. 그래서 일시적으로 우울감이 줄어들고 기분이 좋아지는 느낌을 받는다.

다이어트, 직장생활, 인간관계 등으로 과도한 스트레스나 불안감, 초조함을 느끼면 신경 전달 물질인 세로토닌의 농도가 낮아지는데, 이를 높이기 위해서 고지방, 고열량, 고당분의 음식을 찾게 된다. 하지만 이런 효과는 매우 일시적인 것으로 금세 다시 우울해져서 또 다른 폭식을 부르게 된다.

이러한 과정이 반복되다 보면 도파민까지 자극한다. 탄수화물이 조금만 떨어져도 조바심이 나고, 탄수화물이 없으면 많이 힘들어지는 것이다. 이것이 바로 탄수화물 중독의 사이클이다. 실제로 코카인에 중독된 뇌와 탄수화물에 중독된 뇌는 서로 비슷한 양상을 띤다. 탄수화물이 마약과 비슷한 작용을 일으킨다는 뜻이다. 나도 탄수화물 중독 증상을 보이는 환자를 많이 목격한다. 탄수화물이 없으면 힘들어하고 우울해하면서 계속해서 탄수화물을 찾게 된다.

현대인은 나쁜 정제 탄수화물을 너무 많이 먹고 있다. 성인 기준 탄수화물의 최저 섭취량은 100~150g 정도 된다. 그리고 성인의 탄수화물 하루 권장량은 약 282g이다. 하지만 2014년 우리나라 성인 남녀 1천 명을 대상으로 탄수화물의 과잉 섭취

정도를 조사한 결과 65% 이상이 탄수화물을 과잉 섭취하고 있었다. 그중에서 9%는 탄수화물 중독 수준에 이르는 것으로 나타났다. 한국인 대부분은 하루 권장량의 2배가 넘는 탄수화물을 섭취하고 있다. 그것도 양질의 탄수화물이 아니라 사악한 정제 탄수화물을 말이다.

성인이 하루에 섭취하는 탄수화물의 적정 비율은 총열량의 55~65%다. 탄수화물을 통해서 총 에너지의 70% 이상을 섭취하면 당뇨병이나 대사증후군 등 건강에 위험이 증가하기 때문에 건강과 다이어트를 위해서는 탄수화물의 비율을 낮춘 균형적인 식사가 필요하다.

그렇다면 탄수화물 중독은 어떻게 확인할 수 있을까? 다음 체크리스트에서 확인해보자.

□ 아침에 밥보다 빵을 주로 먹는다.

□ 오후 3~4시쯤 되면 집중력이 떨어지고 배고프다.

□ 밥을 먹는 게 귀찮을 때가 있다.

□ 주위에 항상 초콜릿이나 과자 같은 간식이 있다.

□ 방금 밥을 먹었는데도 허기가 가시질 않는다.

□ 잠들기 전에 야식을 먹지 않으면 잠이 오지 않는다.

□ 식이요법을 3일 이상 해본 적이 없다.

□ 단 음식은 상상만 해도 먹고 싶어진다.

□ 배가 부르고 속이 더부룩해도 자꾸만 먹게 된다.

□ 방금 음식을 먹었는데도 만족스럽지 않다.

만약 이 항목 중에 3개 이상에 해당되는 경우에는 주의가 필요하다. 4~6개는 탄수화물 중독 위험성, 7개 이상은 중독을 의심해야 한다.

탄수화물을 끊었더니 너무 힘들어요

우리 병원에 다이어트를 위해서 내원하는 사람들에게 정제 탄수화물을 끊으라고 권하면 어려움을 호소하는 사람이 많다.

"단것을 끊고 나니까 기력이 없고 우울해요. 머리도 아프고요. 단 게 너무 당기고 생각이 나서 일에 집중이 안 돼요."

"당 떨어져서 짜증이 나고 손이 막 떨려요."

이런 증상이 바로 탄수화물의 금단 증상이다. 금단 증상의 사전적인 의미는 '지속적으로 사용하던 물질을 갑자기 중단하거나 사용량을 줄일 경우 나타나는 물질 특이적인 정신 및 신체 증후군'이다. 보통 금단 증상은 약물 등에 쓰이는 말이지만 이젠 탄수화물에도 금단 증상이라는 말을 흔히 쓴다.

금단 증상으로 극심한 피로감과 두통, 현기증, 손 떨림, 식은땀, 심지어 쓰러질 것 같은 증상을 보이는 사람도 있다. 이러한 증상이 나타나면 바로 단맛이 강한 정제 탄수화물을 찾게 되고, 정제 탄수화물을 먹으면 당장 금단 증상은 완화되지만 정제탄수화물을 자꾸 먹게 되는 악순환에 빠져서 결국 다이어트를 망치고 건강도 나빠진다.

탄수화물을 줄이면 왜 금단 현상이 생기는 걸까? 첫 번째는 에너지 고갈 문제 때문이다. 에너지의 주요 공급원인 탄수화물을 먹지 않게 된다면 금방 피로감이 찾아온다. 미국 메이오 클리닉_{Mayo Clinic}의 연구에 따르면 탄수화물을 극도로 제한하면 피로감, 무기력감, 어지럼증이 생긴다. 탄수화물이 부족해서 오는 피로는 신체 활동에 쓸 힘이 없다는 것을 의미한다. 그래서 신체 활동이 많은 사람은 탄수화물 섭취를 극단적으로 줄이면 안 된다.

두 번째는 우울감 및 불쾌감 때문이다. 앞서 말했듯 탄수화물이 세로토닌의 분비를 촉진해서 기분을 좋게 하는데, 극단적으로 탄수화물을 끊으면 세로토닌 분비가 감소해서 기분이 우울해지거나 짜증이 날 수 있다. 미국 내과 학회지의 한 연구에 따르면 탄수화물 섭취량을 극단적으로 제한한 사람들이 탄수화물을 적당히 섭취한 사람들보다 우울증, 불안, 분노를 더 많이 겪는 것으로 나타났다고 한다.

세 번째는 신진대사의 교란 때문이다. 탄수화물을 먹지 않으면 우리 몸은 곧 포도당이 고갈되는 상태에 이르게 되고 곧이어 생존을 위해서 대체 연료를 찾아 나서게 된다. 처음에는 근육에서 단백질을 분해하고 이어서 내장지방을 포함한 지방을 분해한다. 지방 분해 과정에서 케톤이라는 대사성 물질이 생겨나면서 수분 손실이 일어난다. 혈액 내 당분이 정상보다 줄어들고 간세포의 글리코겐도 감소하게 된다. 인체 조직과 혈액 및 소변 등의 체액에서 케톤 수치가 높아지면서 신진대사의 불균형을 가져온다. 이를 '케토시스 현상'이라고 한다.

케토시스 현상이 나타나면 두통, 설사, 집중력 저하, 입 냄새 등의 증상이 생긴다. 최근 저탄고지 다이어트가 유행하면서 이 케토시스 현상을 다이어트가 잘되고 있다는 신호로 받아들이는 사람도 있는데 나는 동의하지 않는다. 케토시스를 일으키지 않고도 탄수화물을 줄이는 방법을 생각해야 한다.

정제 탄수화물의 중독과 금단 증상은 현대사회의 고질병이며 비만과 각종 질병을 일으키는 원인이다. 그렇다고 극단적으로 모든 탄수화물을 줄여야 할까? 탄수화물을 극단적으로 줄이면 되레 중독을 심화하고 다이어트 또한 실패할 수 있다. 그러면 다음과 같은 질문을 할 수 있다.

"탄수화물을 많이 먹어도 문제고, 안 먹어도 문제면 대체 어쩌란 말입니까?"

탄수화물 금단 증상,
이렇게 해결하라

탄수화물을 끊고도 건강하게 다이어트하는 방법, 탄수화물 금단 증상에서 탈출하는 방법에 대해 알아보자. 첫 번째 방법은 탄수화물 금단 증상이 탄수화물 중독에서 회복되는 정상적인 과정임을 인지하는 것이다. 탄수화물 금단 증상이 생기면 몸이 너무 힘들어 당황하게 된다. 마치 금방이라도 쓰러질 것만 같고 내 몸에 큰 이상이 생기지 않았나 하는 걱정도 든다.

하지만 치료 중인 당뇨병 환자나 혈당 조절에 문제가 있는 사람이 아니라면 금단 증상은 대부분 심각하게 진행되지 않는 것으로 알려져 있다. 전공의 시절 내 지도 교수였던 강재헌 교수는 탄수화물 금단 증상을 겪고 있는 환자에게 "절대 문제 생기지 않아요. 문제 생기면 제가 책임질게요"라고 단호하게 말했다. 탄수화물 금단 증상은 정말 힘들지만 실제로 심각한 문제를 일으키지 않는다.

금단 증상은 어찌 보면 자연스럽고 당연한 증상이다. 어떤 종류의 중독이든 그것을 끊으면 금단 증상이 오는 것은 당연하다. 금단 증상을 겪어내고 이겨내야만 그 중독에서 빠져나올 수 있는 것이다. 따라서 탄수화물 중독도 다른 중독 증상과 같이 중독 증상이 회복되면서 겪는 정상적인 반응이라고 생각하길 바란다.

금단 증상이 생겼을 때는 당황하지 말고 이렇게 생각하자.

'내가 이런 증상을 겪는 걸 보니 이전에 탄수화물 중독이 정말 심했구나. 이제 탄수화물을 끊으려고 하니까 내 몸에서 저항을 하는구나. 이것이 바로 정상적인 회복 반응이구나.'

두 번째 방법은 간식을 활용하는 것이다. 우선 배고프기 전에 미리 간식을 먹되 양질의 단백질을 섭취해야 한다. 금단 증상이 생긴다고 바로 정제 탄수화물류의 간식을 먹으면 다이어트를 망친다. 금단 증상이 오기 전에 포만감이 있는 단백질 위주의 간식을 먹으면 금단 증상을 예방할 수 있다.

예를 들어 오후 4시경에 금단 증상이 심하게 와서 자꾸 정제 탄수화물을 먹는 사람이라면 오후 3시 30분 정도에 견과류 한 줌을 먹는 것이다. 추천하는 간식은 양질의 단백질을 함유한 견과류, 무가당 두유, 두부, 삶은 달걀, 첨가물이 거의 없는 육포 등이다.

간식은 미리 준비해두는 것이 좋다. 질병이 없는 사람이라면 금단 증상은 에너지를 주로 사용하는 시간에 생긴다. 잠잘 때나 아무것도 하지 않고 쉴 때는 금단 증상이 거의 생기지 않는다. 낮에 활동하는 사람은 해가 떠 있는 낮에 생기고, 야간 일을 하는 사람들은 주로 밤에 탄수화물 금단 증상을 느끼게 된다. 따라서 활동 중인 시간, 즉 깨어 있는 시간에 금단 증상이 생길 수 있음을 알고 미리 대비하는 것이 중요하다.

만약 다이어트 중인데 오늘이 특히 활동량이 많은 날이라면 탄수화물 금단 증상이 생길 수 있다고 생각하고 미리 먹을 것을 준비하자. 앞서 열거했던 단백질 위주의 간식을 여럿 준비하고 금단 증상이 생길 것 같은 시간대에 미리 먹자.

세 번째는 방법은 물을 많이 마시는 것이다. 우리 뇌는 몸에 수분이 부족해지면 이런 생각을 한다.

'주인아, 뭐라도 빨리 좀 먹어라. 물이든 밥이든 뭐든 먹으란 말이다.'

이때 우리는 갈증이 나는 것을 배고픔으로 착각하고 쉽게 손이 가는 정제 탄수화물 위주의 간식을 먹게 된다. 이것이 바로 '가짜 배고픔'이다. 가짜 배고픔을 막기 위해서라도 물을 많이 마셔야 한다.

물은 탈수를 막고 탄수화물 금단 증상을 완화시킨다. 하루약 1.5~2리터 전후의 물을 마시되 목마르기 전에 미리 물을 마시는 습관을 들이면 더 좋다. 배고픈 느낌이 들면 먼저 물부터 충분히 마셔볼 것을 권한다. 일시적인 가짜 배고픔이라면 금방 사라지는 것을 느낄 수 있을 것이다.

네 번째 방법은 하루 세 끼를 잘 챙겨 먹는 것이다. 나는 식사 습관을 상담할 때 꼭 세 끼를 먹으라고 말하지는 않는다. 하지만 탄수화물 중독증과 금단 증상을 심하게 겪는 사람이라면 세 끼를 먹을 것을 권장한다. 세 끼를 먹으면 한두 끼를 먹는 사람보다 활동 시간에 탄수화물 금단 현상을 겪을 가능성이 적기 때문이다.

예를 들어 아침 식사를 안 하고 출근하는 직장인들은 오전 11시경에 극심한 배고픔을 느껴서 초콜릿과 같은 단 것이나 정제 탄수화물을 찾게 된다. 이런 경우 아침을 단백질 위주의 건강한 식단으로 든든하게 먹고 출근한다면 점심시간까지 탄수화물 금단 증상을 겪지 않을 가능성이 크다. 그래서 탄수화물 금단 증상을 겪는다면 아침 식사를 포함한 하루 세 끼를 챙겨 먹길 바란다.

다섯 번째 방법은 정제 탄수화물을 단계적으로 천천히 끊는 것이다. 모든 중독 증상을 치료하는 데는 크게 두 가지 방법이 있다. 하나는 중독을 야기하는 물질을 단계적으로 천천히 끊는 것이고, 다른 하나는 그것을 한 번에 단호하게 끊는 것이다. 예를 들어서 술이나 마약 중독이라면 한 번에 단호하게 끊고 금단 증상을 치료하는 게 맞다. 반면 특정 약물에 중독되었다면 천천히 약물을 감량하면서 끊는 경우가 많다.

탄수화물 중독은 어떨까? "나는 탄수화물을 단칼에 끊어버리고 안 먹을 수 있어. 금단 증상까지 견딜 수 있어"라고 자신하는 사람은 한 번에 끊어도 된다.

하지만 한 번에 끊는 것은 참 어렵다. 탄수화물은 여기저기 눈에 보여서 유혹을 이겨내기 힘들고, 일상생활을 하면서 금단 증상이 자꾸 생기기 때문이다. 그래서 단계적으로 천천히 끊는 것을 추천한다.

예를 들어서 탄수화물을 끊기로 마음을 먹었다면 1차적으로 콜라, 사이다, 캐러멜 마키아토, 과일 맛 음료 같은 액상 과당이 들어 있는 음료를 먼저 끊자. 여기에 성공했다면 2차로는 케이크, 과자, 아이스크림 같은 것을 끊어보자. 그다음에는 빵, 떡, 면 같은 것을 끊어보자.

'테이퍼링tapering'이라는 말이 있다. 이것은 경제, 체육 등에서도 널리 사용되는 말인데, 의학계에서는 '단계적으로 용량을 줄이면서 어떤 약물을 줄여나가는 것'을 말한다. 탄수화물 중독 증상이 있을 때 금단 증상을 덜 겪고 성공에 이르려면 테이퍼링 방법이 효과적일 수 있다. 천천히 탄수화물을 줄여나가는 게 중요하다는 것을 꼭 기억하자.

이 외에 탄수화물 금단 증상을 해결하는 방법으로 탄수화물이 내 눈앞에서 안 보이게 멀리 치워버리는 것, 탄수화물이 생각날 때 명상과 심호흡을 통해서 마음을 다스리는 것, 탄수화물이 자꾸 생각나게 하는 커피나 술을 금지하는 것도 있다.

무엇보다 중요한 방법은 정제 탄수화물을 끊고 양질의 탄수화물을 먹는 것이다. 결국 탄수화물은 우리가 꼭 먹어야 하는 영양소이므로 탄수화물을 모두 끊는 것이 아니라 나쁜 탄수화물, 정제 탄수화물을 끊고 양질의 탄수화물을 먹는 것에 주안점을 두어야 한다.

따라서 흰 빵 대신에 갈색이나 검은색을 띄는 호밀빵이나 통밀빵, 흰밥 대신에 현미밥, 보리밥, 잡곡밥 등을 먹는 게 좋다. 단당류로 된 과당 음료는 적극적으로 피해야 한다. 또한 단백질을 잘 챙겨 먹어야 포만감이 오래 유지된다. 양질의 단백질, 닭가슴살, 달걀, 콩류(두유, 낫토, 두부 등)를 충분히 섭취하자. 견과류나 그릭요거트, 치즈 같은 유제품을 통해서도 단백질을 섭취할 수 있다.

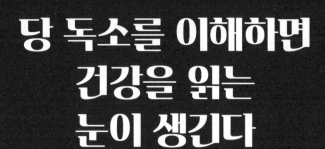

3장

당 독소를 이해하면 건강을 읽는 눈이 생긴다

그 어떤 독소보다 치명적인
당 독소

"적게 먹고 운동하면 살이 빠진다"라는 말을 한다. 그런데 이 말은 반은 사실이고 반은 거짓이다. 물론 적게 먹고 운동하면 많은 경우 살이 빠진다. 하지만 적게 먹더라도 당 독소가 많은 음식을 먹는다면 다이어트에 실패하고 건강도 망칠 수 있다.

당 독소는 비교적 최근의 개념으로, 음식의 가공 과정에서 당 성분과 단백질이 갈색화 반응을 일으켜서 만들어지는 최종 당화 생성물이다. 당화는 탄수화물과 다른 단백질 또는 지방과 만나서 생기는 독성 물질이다.

당 독소는 보통 분해돼서 대변이나 소변으로 나와 없어져야 하는데 이것들이 몸에 축적된다. 식품을 통해서 섭취되는 당 독소의 10%가 장내로 흡수된다. 그 가운데에 33%가량이 48시간 이내에 신장을 통해서 배출되긴 하지만 나머지는 혈류에 의해서 순환돼서 여러 장기에 축적된다.

당 독소는 신체에 축적되면 비만과 노화를 일으키는 주범이 된다. 또한 각종 대사질환을 일으킨다. 인체에 염증 반응을 일으켜서 당뇨병 그리고 당뇨병의 합병증, 신장의 문제, 간질환 그리고 신경 퇴행성 질환, 안구의 질환, 암 등 많은 질병의 원인이 된다. 당뇨 환자들은 당 독소를 측정해보면 어마어마하게 높게 나오는 경우가 많다.

그뿐 아니라 당 독소가 세포 여러 군데 달라붙으면 조직의 경화를 일으킨다. 경화는 딱딱해진다는 뜻이다. 골다공증, 고지혈증, 혈관의 경화도 생긴다. 나아가 동맥경화까지 일으킬 수 있다. 이렇듯 당 독소로 인해 우리는 셀 수 없을 정도로 많은 질환에 노출되게 된다.

당 독소는 주름살을 생기게 하는 가장 큰 원인이기도 하다. 당 독소가 콜라겐 조직에 덕지덕지 달라붙고, 피부 세포에 달라붙어서 딱딱하게 만들면 주름이 생기는 것이다. 피부 톤도 어두워지고 검버섯이라든지 여러 가지 피부 질환을 일으키는 것으로도 알려져 있다.

그런데 현대인들은 이런 당 독소를 간과하며 살아간다. 당 독소가 많은 음식인 프라이드 치킨 혹은 직화구이, 튀김 감자 같은 것을 좋아하지 않는가. 캠핑 가서 먹는 직화구이는 또 얼마나 맛있는가. 그런데 이런 음식들을 먹게 되면 어마어마한 당 독소를 먹게 되는 것이다.

주로 굽거나 튀기는 음식에서 상당히 많은 당 독소가 나온다. 굽거나 튀기면서 음식이 갈색으로 변하는 화학 반응을 '마이야르 반응'이라고 한다. 조리할 때 120도 이상의 고온을 가하면 마이야르 반응이 생기는데, 이때 향과 맛이 올라가지만 당 독소가 많이 생긴다. 가공육은 더욱 조심해야 한다. 가공육에는 당 독소도 많고 각종 첨가물도 상당히 많이 들어 있기 때문이다.

그러니 음식을 요리할 때에는 튀기거나 굽기보다 삶거나 데치는 방식으로 조리하는 것이 좋다. 같은 고기를 먹더라도 프라이드 치킨보다는 삶은 닭고기가 훨씬 좋은 것이다. 제일 나쁜 것은 에어프라이어 같은 것으로 수분 없이 바짝 구워서 먹는 것이다. 수분 없이 구우면 아주 고온으로 올라가기 때문에 당 독소가 더욱 많이 나온다.

당 독소가 많은
음식을 피하라

당 독소가 생기는 과정을 더 구체적으로 알아보자. 당 독소, 즉 최종당화산물AGEs은 주로 갈색을 띠고 고소한 향을 낸다. 조리 과정에서 열을 가하거나 또 담금 등의 숙성을 통해서 갈색화 반응을 만들 때 모두 당 독소가 생성된다. 과일을 숙성시켜서 효소를 만든다든지 달고나 같은 것들을 만들 때 갈색으로 변하는 것을 볼 수 있다. 바로 이 갈색화 반응이 당 독소를 일으키는 주요 과정이라 할 수 있다.

당 독소는 당이나 단백질이 풍부한 식재료를 고온에서 굽거나 조리할 때 많이 생긴다. 구운 음식보다는 삶거나 찐 음식이 좋은 이유다. 비단 굽거나 찌는 개념에서 벗어나 미생물로 발효된 전통 간장보다 산을 이용해 분해한 저렴한 간장에 당 독소가 더 많은 것으로 알려져 있다.

같은 90g의 닭을 비교해보자. 1시간 삶았을 때 당 독소는 1000ku 정도 나온다. 3분 튀겼을 때 당 독소는 6600ku로 올라간다. 25분 튀긴 치킨가스의 당 독소는 무려 8900ku까지 올라간다. 연어 90g을 보면 생연어는 500ku밖에 안 된다. 하지만 10분 가열하면 1300ku까지 치솟는다.

이처럼 삶거나 데친 음식과 튀기거나 구운 음식의 당 독소 차이는 상당하다. 육류보다는 채소가 당 독소가 상대적으로 적다는 점도 알아두자. 100g당 채소의 당 독소를 보면 당근은 10, 양파는 36, 토마토는 23밖에 안 된다.

소고기 90g을 1시간 동안 삶으면 당 독소의 양이 2000 정도인 반면, 15분간 구울 경우에는 5367로 크게 증가한다. 같은 양의 연어도 생연어에는 최종당화산물의 양이 502인 반면에 구울 경우에는 1348로 아주 많이 증가한다. 고등어조림, 두부조림처럼 간장으로 조린 경우에도 최종당화산물이 많이 늘어난다. 그리고 콜라 등 갈색이 나는 음료에도 최종당화산물이 많다.

우리가 자주 접하는 음식 중 당 독소가 많은 대표적인 음식을 추려보면 다음과 같다.

1. 감자튀김

감자를 기름을 사용해 튀기거나 오븐에 구울 경우에는 200~240도의 고열에서 조리하기 때문에 다량의 당 독소가 생긴다.

2. 닭다리 껍질

닭 요리 먹을 때 닭다리 가지고 많이 싸우지만 닭다리 껍질에 아주 많은 당 독소가 있다고 한다. 튀기거나 구울 때는 더 많이 생긴다고 하니 닭다리 껍질에 주의해야 한다.

3. 달걀프라이

달걀프라이는 건강하다고 생각하는 경우가 많지만 찐 달걀에 비해 프라이를 하면 30~40배 정도 당 독소가 높아진다. 그래서 달걀을 찌거나 삶아서 먹는 것을 권장한다.

4. 커피

원두를 볶는 과정에서 원두가 갈색으로 변하는데, 이 과정에서 당 독소가 많이 발생한다. 그리고 커피를 많이 마실수록 당 독소가 증가한다. 믹스 커피와 캡슐 커피에도 당 독소가 아주 많다. 그나마 당 독소가 좀 적은 커피는 드립 커피다.

5. 분유

아기들이 먹는 분유에도 당 독소가 있다. 우유를 고열 건조 과정을 해야 분유가 나오는데 이 과정에서 당 독소가 많이 생기는 것으로 알려져 있다. 유통기한이 짧게 남아 있을수록 당 독소가 증가할 수 있으니 주의가 필요하다. 당 독소가 많은 분유는 아이들의 알러지 혹은 아토피 면역계 질환과도 연관이 있는 것으로 밝혀졌다.

6. 파르메산 치즈

피자 먹을 때 주로 토핑으로 뿌리는 파르메산 치즈 또한 어마어마한 당 독소를 갖고 있다. 그런데 리코타 치즈에는 당 독소가 거의 없다. 왜 그럴까? 연구를 해봤더니 파르메산 치즈는 오랜 숙성을 통해 만들기 때문에 당과 아미노산 그리고 수분이 반응해서 당 독소가 아주 많다고 한다.

당 독소를 줄이기 위해서는 신선한 채소와 신선한 유제품을 많이 먹어야 한다. '갈색이 나면서 맛있는 음식은 대부분 당 독소가 많다'고 생각하고 이러한 음식이 아무리 당기더라도 되도록 피해야 한다. 만약 삼겹살이 너무도 먹고 싶다면 샤브샤브나 수육을 먹어보자. 조리 방식을 조금만 바꾸어도 다량의 당 독소를 섭취할 위험은 큰 폭으로 줄어들 것이다.

당 독소 해독 다이어트

약 25년간 다이어트 치료를 하면서 느낀 가장 효과적이고 안전한 다이어트는 바로 '당 독소 해독 다이어트'다. 나는 당 독소를 해독하는 다이어트 프로그램을 운영 중인데, 다이어트도 훨씬 잘되고 몸 자체가 살찌지 않는 몸으로 바뀌는 사례를 많이 봐왔다.

당 독소를 피부에서 15초 내외로 측정할 수 있는 기계가 있다. 비만 상태에서 당 독소를 재면 높게 나오지만 당 독소가 적은 음식을 먹고 몸을 바꾸면 자연히 살이 빠지고 당 독소도 뚝 떨어진다. 나 또한 비만일 때는 당 독소가 상당히 많이 올라갔었다. 그런데 당 독소를 줄이는 음식을 먹으면서 다이어트를 한 뒤 지금 당 독소를 재보면 같은 나이대보다 훨씬 적게 나온다. 당 독소를 줄이는 생활 습관을 들이면서 다이어트를 병행한다면 훨씬 더 다이어트가 잘되고 건강도 좋아진다. 또한 간헐적 단식에 당 독소 해독 다이어트를 접목한다면 더욱 좋다.

당 독소 해독 다이어트의 장점은 다음과 같다.

1. 체중 감량이 된다.

2. 복부 지방, 내장지방이 감소한다.

3. 면역력이 증가한다.

4. 에너지와 근육량이 증가한다.

5. 장내 세균총을 활성화해서 식욕을 조절하는 역할을 한다.

6. 피부 재생 효과가 있다.

7. 수명 증가와 인지 능력 개선에 도움을 준다.

8. 혈압, 혈당, 콜레스테롤 개선에 도움을 준다.

당 독소를 해독하는 방법에는 무엇이 있을까? 당 독소 해독 프로그램의 가장 중요한 방법은 한 달에 5일간 하루 800kcal 식사를 하는 것이다. 그리고 5일이 지나면 하루 한 끼 정도 베타 현미를 이용한 식사를 하는 게 좋다. 하루 한 끼를 당 독소 해독 프로그램을 이용한 식사를 하고, 나머지 하루 한두 끼는 정상 식사를 하는 것이다.

이때 하루 한두 끼의 정상 식사도 당 독소가 적은 양질의 음식을 챙겨 먹는 게 좋다. 5일간 800kcal 식사를 할 때는 단백질을 60g, 탄수화물을 80~100g, 지방을 18~27g을 먹는 게 좋다. 궁극적으로는 저탄, 저지방, 적절한 단백질의 식단을 권장하는 것이다.

본인의 생활 습관에 따라서 간헐적 단식을 함께 할 수 있다. 보통 12:12, 16:8 같은 간헐적 단식을 한다면 여기에 맞춰서 당 독소 해독 프로그램을 적용하면 된다. 예를 들어 16:8 단식을 하는 사람이 당 독소 해독 프로그램을 한다면 낮 12시에 첫 끼를 먹고 오후 4시에 두 번째 끼니를 먹고 밤 8시에 저녁을 먹은 뒤 16시간의 공복 시간을 가진다. 이때 모든 식사는 구이, 튀김, 볶음 등은 피하고, 찌고 삶고 데치고 끓이는 조리법을 사용하자.

4장

하루의 첫 끼가
평생을 좌우한다

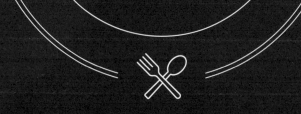

아침 공복에
절대 먹지 말아야 할 음식

아침 식사를 하는 사람도 있고 거르는 사람도 있을 것이다. 아침 식사를 하든 안 하든 하루에 처음 먹는 식사가 상당히 중요하다. 우리는 밤사이에 공복으로 오랜 시간을 보낸다. 저녁 식후 12시간 정도 공복을 유지하는 사람도 있고, 요즘은 간헐적 단식을 한다고 16시간까지 공복을 지키는 사람도 있다.

　이렇게 금식 시간을 오래 갖는 것은 매우 좋은 다이어트 습관이긴 하지만, 금식 후에 첫 끼니로 무엇을 먹느냐에 따라서 큰 차이가 있을 수 있다. 잠을 잘 때는 우리 몸에서 인슐린이 나오지 않고 적절한 상태로 혈당을 유지해준다. 그러다 음식을 먹으면 우리 몸은 적극적으로 에너지를 저장하면서 혈당이 급격히 오르게 된다. 이후 인슐린 또한 과다 분비되면서 혈당을 적정하게 유지하려는 신체 기전이 작동하는 것이다.

바로 이때, 아침 첫 식사 때 혈당을 높이는 음식에 주의하지 않는다면 평소보다 더 급격히 혈당이 올라갈 수 있다. 아침에 잠자리에서 일어나자마자 무심코 먹는 음식이 다이어트를 망치고 비만으로 가는 지름길이 된다. 여기에서 한 가지 중요한 것은 우리가 평소에 아침 식사로 즐겨 찾거나 건강하다고 여기던 음식이 독이 될 수 있다는 점이다.

우선 누누이 강조했듯이 정제 탄수화물은 공복에 좋지 않다. 과일이나 곡류를 갈아 마시는 것은 아주 나쁜 습관이다. 이는 아침에 당연히 먹지 말아야 할 음식이기 때문에 여기서는 굳이 넣지 않았다.

많은 사람이 건강 혹은 다이어트를 위해 섭취하지만 공복 섭취 시 좋지 않은 3가지 음식은 다음과 같다.

1. 커피

아침에 일어나서 바로 커피를 마시는 습관을 가진 사람이 많다. 커피가 다이어트에 도움이 된다고 생각하고 아메리카노 같은 블랙커피를 마신다. 그런데 커피에 들어 있는 카페인은 많은 양을 마셨을 때 신경의 떨림, 수면 문제, 빠르게 심장이 뛰는 등의 증상을 야기한다. 이는 불안 증상과도 상당히 흡사하다.

커피는 하루에 400mg/dL까지는 대부분의 건강한 성인에게 안전하다고 알려져 있다. 하지만 빈속에 마셨을 때는 아주 작은 용량일지라도 큰 불안 증상이 생길 수 있다. 커피를 마셨을 때 심장이 빠르게 뛰는 등의 증상을 느끼는 사람이라면 아침 공복에는 커피를 피하는 게 좋다.

또한 공복에 마시는 커피는 소화 기관에 악영향을 미친다. 카페인과 지방산 등 커피에 함유된 여러 자극 물질이 위 점막을 공격해서 위염이나 위궤양을 일으키거나 장을 공격해서 과민성 대장 질환을 일으킬 수 있다.

공복 상태에서는 위산이 더욱 많이 분비되는데, 커피의 카페인은 위산 분비를 더욱 강하게 자극할 수 있다. 또 식도에 하부 괄약근을 자극시키면서 음식물을 역류시켜 식도염의 원인이 될 수 있다.

커피의 성분인 클로로겐산은 대장 근육의 수축을 증가시켜서 대변을 쉽게 보게 한다. 그래서 많은 사람이 이 점을 유익하다고 느낀다. 그러나 과민성대장증후군이 있거나 설사하기 쉬운 사람은 이런 증상이 더 악화할 수 있기 때문에 주의해야 한다. 클로로겐산은 카페인이 없는 디카페인 커피에도 들어 있다.

특히 공복 상태에서 즐기는 모닝 커피는 혈당 조절을 방해한다는 연구 결과가 있다. 영국 배스대학 연구팀은 숙면 이후 모닝 커피 섭취 여부가 혈당 조절에 미치는 영향에 대해서 연구했는데 국제 학술지인《영국 영양학 저널$_{British\ Journal\ of\ Nutrition}$》에 게재된 이 연구에 따르면 아침 공복에 블랙커피를 마신 그룹만 혈당 수치가 50% 높아졌다고 한다.

연구팀은 커피가 혈당 조절을 방해하는 기전은 명확히 밝혀지지 않았지만 신진대사가 원활하게 이루어지지 않는 피곤한 상태에서 카페인을 섭취하는 것이 혈당 조절 기능을 손상할 수 있다는 결론을 도출했다. 이 연구를 진행한 제임스 베이츠$_{Jame\ Bates}$ 교수는 이번 연구로 잠을 제대로 못 자고 일어나서 커피를 마시면 혈당 조절이 어렵다는 사실을 확인했다면서 기상 후 공복에 커피를 마시기보다는 아침 식사를 하고 커피를 마시는 게 낫다고 조언했다. 아침 공복에 커피를 마시는 습관이 혈당 조절에 지속적인 문제를 야기하거나 당뇨를 악화시키고 비만으로 갈 가능성이 커진다는 사실을 꼭 기억하자.

2. 찬물

인체는 자는 동안 숙면을 유도하기 위해 체온을 살짝 낮춘다. 그런데 눈을 뜨자마자 찬물을 마시면 장기들이 약해지기 쉽고 자율신경계를 자극할 수 있다. 아침 공복에 찬물을 마시면 체온이 순간적으로 저하되는데 다시 정상 체온으로 올리는 과정에서 두통이나 가슴이 두근거림, 속쓰림 등이 나타날 수 있다. 또한 소화액 분비 감소로 소화 기능 장애와 신진대사 효율이 떨어질 수 있어서 30도 정도의 미지근한 물을 마시는 게 제일 좋다.

한편 기초대사량을 올리려면 더운물보다 찬물이 더 좋다는 연구 결과도 있다. 그래서 찬물은 식후에는 마셔도 상관없지만 공복에 마시는 건 상당히 주의해야 한다.

3. 고구마

고구마는 감자보다 당지수가 낮다. 고구마는 달콤한 맛과 포만감이 커서 다이어트용으로 아주 많이 먹는 음식이기도 하다. 또한 섬유질이 풍부해서 변비와 대장 건강에도 좋은 것으로 알려져 있다.

그러나 고구마를 공복에 먹으면 위벽에 자극을 줄 수 있다.

고구마에는 아교질과 타닌 성분이 들어 있는데, 이 성분들은 공복에 섭취하면 위산이 과도하게 분비되어서 위장 장애를 유발할 수 있다. 이미 위장 장애를 앓고 있는 경우 빈속에 고구마를 먹으면 속쓰림이나 통증을 더 강하게 느낄 수 있으므로 조심해야 한다.

고구마는 감자에 비해 당지수가 낮지만 절대적으로 당지수가 낮은 식품은 아니다. 정상인들도 구운 고구마를 하루 1개 이상 먹으면 혈당이 오르고 살이 찔 수 있다. 특히 당뇨병 환자의 경우 삶거나 구운 고구마를 빈속에 먹으면 혈당이 급격히 올라갈 수 있다. 빈속에 고구마를 먹는다면 상당히 심한 혈당 스파이크를 일으킬 수 있고, 이는 결국 건강을 위협하는 원인이 될 수 있다.

다이어트를 돕는
최고의 아침 식사

이제 식품에서 더 나아가 아침 식사에 대해 생각해보자. 흔히 아침 식사라고 하면 어떤 식탁을 떠올리는가? 식빵이나 팬케이크에 잼이나 꿀을 발라서 먹거나 우유에 달콤한 시리얼을 넣어서 주스와 함께 먹는 모습. 아마 이런 우아한 모습을 많이 떠올릴 것이다. 그런데 이는 바람직하지 않은 아침 식사다.

2018년《플로스 바이올로지$_{PLOS\ Biology}$》에 실린 한 연구에 따르면 정상 혈당을 가진 성인에게 세 종류의 아침 식사를 섭취하게 했다. 시리얼과 우유 그룹, 샌드위치 그룹, 단백질 그룹으로 종류를 나누어 연구한 결과 시리얼과 우유를 먹은 사람의 80%는 혈당 스파이크가 발생했다고 한다.

캐나다 브리티시 컬럼비아 대학에서 진행한 최신 연구에서는 아침 식사에서 탄수화물을 제한하면 식후 혈당 조절에 긍정적인 역할을 하는 것으로 나타났다. 또한 아침 식사를 저탄수화물로 하면 허기에 대한 욕구가 낮아지고 칼로리 섭취량도 줄일 수 있어 다이어트에 도움이 되는 것으로 나타났다.

혈당 스파이크를 유발하는 아침 식사로는 어떤 게 있을까? 그것은 바로 정제된 밀로 만든 빵에 잼을 발라 먹는 것이다. 흰 빵에 잼을 발라 먹는 식사는 비만을 유발하고 혈관을 가장 많이 손상시킨다고 한다.

혈당 지수가 높은 식품으로는 설탕, 꿀, 빵, 면 같은 것을 꼽을 수 있다. 같은 탄수화물이라도 현미나 통밀빵, 메밀 같은 것들은 당지수가 상대적으로 낮기 때문에 식생활에 적극적으로 도입하면 좋겠다.

아예 아침 식사를 안 하게 되면 어떻게 될까? 공복 시간이 길어질수록 더 큰 혈당 스파이크가 발생할 수 있다. 아침을 거르면 식사를 한 날보다 점심 후에 혈당과 인슐린 수치가 대폭 증가한다.

아침을 거르면 점심이나 저녁 등에 다른 끼니에서 더 많은 양의 음식을 섭취하는 것도 문제다. 바빠도 하루 세 끼를 꼬박꼬박 챙겨 먹는 규칙적인 생활 습관이 혈당 스파이크를 막는 지름길이다.

혈당을 완만하게 올리는 아침 식사법은 다음과 같다.

1. 먼저 미지근한 물을 마셔라

기상 직후에 체중을 잰 다음 미지근한 물을 한잔 마시자. 이 물은 수면으로부터 내 몸을 깨워주고 대사를 활발하게 해주는 역할을 한다. 아침 식전에 한 컵의 물은 칼로리가 전혀 없지만 포만감을 주고 식욕을 떨어뜨리는 데 도움이 되며 대사를 활발하게 해서 칼로리를 태우고 쾌변을 유도한다.

다만 아침에 일어나자마자 정신 깨려고 찬물을 벌컥 마시는 사람도 있는데, 이것은 바람직하지 않다. 갑자기 찬물이 우리 몸에 들어오면 몸이 놀라서 교감 신경이 항진되게 되어 몸의 대사에 영향을 줄 수 있다.

2. 천천히 씹을 수 있는 고체 형태의 식사를 먹어라

갈거나 착즙해서 액체 형태로 빠르게 먹을 수 있는 음식들은 혈당을 그만큼 빠르게 올려서 인슐린 분비를 늘리기 때문에 비만의 원인이 된다. 이처럼 빨리 먹는 음식은 12시간 안에 혈당을 급격히 높이고, 또 급격히 낮춘다.

예를 들어 주스류는 소화 흡수도 빠르고 당지수도 매우 빠르게 높이기 때문에 비만의 원인이 된다. 어떤 과일이라도 착즙을 내서 마시면 혈당을 빠르게 많이 올리고 비만의 원인이 된다. 반면 고체 형태라 천천히 씹어 먹을 수 있는 음식은 4시간에 걸쳐서 혈당을 완만하게 올렸다가 떨어뜨린다.

3. 단백질을 섭취하라

아침 식사로 단백질을 섭취하면 저녁까지 탄수화물 섭취를 줄일 수 있고 폭식을 막아 다이어트에 도움을 준다는 연구가 아주 많다. 단백질은 포만감이 큰 만큼 분해하는 데에 많은 칼로리가 필요하기 때문에 체중 감량에도 도움이 된다. 아침에 좋은 단백질로는 달걀, 두부, 낫토, 두유 등의 콩류, 무가당 그릭요거트, 닭가슴살 등이 있다.

4. 건강한 탄수화물을 먹어라

오랜 공복 시간을 지난 아침에는 혈당 수준이 아주 낮고 평온하게 유지된다. 정상인이라면 보통 혈당은 70~140mg/dL에서 조절된다.

아침 공복 혈당이 70~80에서 잘 유지되고 있을 때 갑자기 시리얼, 빵, 떡, 죽 등의 정제 탄수화물을 먹으면 정상인도 혈당이 200 이상까지 올라간다. 현대인들은 아침에 무심코 단맛이 아주 강력한 정제 탄수화물을 먹게 되는데, 이러한 식사는 다이어트를 망치는 최악의 식습관이다.

혈당 스파이크를 막기 위해서는 백미보다는 현미나 잡곡밥, 흰 빵보다는 통밀빵, 호밀빵이 좋다. 약간의 고구마, 통귀리를 불려 먹는 것도 좋은 탄수화물 섭취 방법이다.

5. 식이섬유를 충분히 섭취하라

아침 식사에 채소를 많이 먹으면 다이어트에 좋다. 채소에는 많은 양의 식이섬유가 들어 있다. 식이섬유는 영양소로 작용하지는 않지만 포만감을 준다. 또 장 운동을 활발하게 하고 대변을 풍부하게 만들어주어서 변비를 예방하는 효과가 있다.

식이섬유가 다이어트에 끼치는 영향 중 하나는 음식의 흡수 속도를 늦추는 것이다. 같은 탄수화물을 먹더라도 식이섬유를 풍부하게 같이 먹으면 혈당이 완만하게 상승한다. 인슐린 분비를 늦춰주고 비만을 예방해주는 것이다.

6. 먹는 순서를 바꿔보자

채소는 밥이나 빵 등에 포함된 당질의 흡수 속도를 더디게 한다. 그래서 채소를 먼저 먹고, 그다음에 고기나 생선을 먹고, 밥이나 빵, 탄수화물을 제일 나중에 먹는 게 좋다. 그러면 혈당 수치가 천천히 상승한다. 식사 순서에 대한 자세한 방법은 2부에서 다뤄볼 것이다.

채소의 풍부한 식이섬유는 장의 벽을 만들어서 당의 흡수를 억제한다. 단백질은 소화 효소와 관련된 호르몬인 인크레틴을 더 많이 분비시켜서 탄수화물이 소장에 흡수되는 시간을 늘려주는 역할을 한다.

이처럼 식사의 순서만 바꾸어도 아침 혈당 스파이크를 적게 일으킬 수 있다. 우리 현대인의 아침은 정말 바쁘다. 그렇다 보니 간편한 아침 식사를 찾게 된다. 그러나 바쁜 일상 속에서 천천히 먹을 여유를 찾는 것도 중요한 습관이다.

아침에 먹는 단백질이 중요한 이유

단백질이 식욕을 억제하고 과식을 막아준다는 사실은 과학적으로 증명되었다. 특히 아침에 단백질이 많이 들어간 식단을 먹는다면 다른 끼니 때 단백질을 섭취하는 것보다 포만감이 더 오래 유지된다.

미국 내분비학자 데이비드 웨이글David S. Weigle이 2005년《미국 임상 영양학 저널Am J Clin Nutr》에 발표한 연구에 따르면 하루 중 총 칼로리의 단백질 비율을 15~30%로 늘린 결과 하루에 총 441kcal를 더 적게 섭취했으며 12주 만에 5kg 감량에 성공했다고 한다. 식단을 제한하지 않고 단지 단백질 비중만 늘렸을 뿐인데 이러한 결과가 나온 것이다. 또 하루 섭취하는 칼로리에서 단백질 비중을 25%로 늘리면 야식의 유혹이 절반으로 줄어들고 음식물 중독이 60%로 감소한다고 말했다.

그뿐 아니다. 루이지애나 주립대의 연구에 따르면, 체중 감량 프로그램에 참여한 사람들이 같은 양의 칼로리를 베이글 그룹과 달걀 그룹으로 나누어서 아침 식사를 한 결과 8주 후에 달걀 그룹은 BMI가 61%나 감소했고 65%가 체중이 감소했으며 허리 둘레도 34%가 감소했다고 한다.

마지막으로 2015년에 《오베시티 소사이어티Obesity Society》에 실린 청소년 아침 식사와 단백질에 대한 논문에서는 매일 고단백 아침 식사를 추가하면 체지방의 증가 방지, 자발적인 일일 섭취량의 감소, 배고픔의 감소 등 체중 관리 지표가 향상되었다고 밝혔다.

섭취한 음식물을 소화할 때 소비되는 에너지를 보면, 탄수화물은 5~10%, 지방은 0~3%, 단백질은 20~30%나 된다. 아침에 고기를 먹으면 하루 종일 든든하고 다음 끼니 생각이 별로 나지 않는 이유가 바로 이것 때문이다.

이는 지방이나 탄수화물보다 단백질을 섭취했을 때 더 많은 칼로리를 태운다는 사실을 의미한다. 실제로 고단백을 섭취하면 매일 80~100kcal를 더 소모하는 것으로 밝혀졌다. 고단백 다이어트는 칼로리를 제한하는 동시에 근육 손실을 방지하고 신진대사의 감소를 예방할 수 있다.

단백질은 우리 몸의 호르몬인 코티졸, 아드레날린, 세로토닌, 글루카곤, 인슐린 등의 호르몬 분비에 도움을 주어서 포만감 증가, 기초대사량 증가, 체지방 감소에 도움을 준다.

아침을 안 먹던 사람이 갑자기 아침을 챙겨 먹으려 하면 속이 다소 거북할 수 있다. 이런 경우 몸에 부담이 가지 않도록 아주 가벼운 단백질을 먼저 섭취하기 시작하면 좋다. 우리 몸은 한 번에 20~30g의 단백질만을 흡수할 수 있다. 따라서 한 끼에 몰아 먹는 것보다 끼니를 분산해서 먹는 것이 더 좋다. 그중에서도 아침에 먹는 단백질에 더 신경을 쓰면 된다.

체중 감량에 도움이 되는 고단백질 아침 식사의 몇 가지 예를 알아보자. 전 세계를 다니더라도 호텔에서 조식을 먹으러 가면 꼭 나오는 게 있다. 달걀, 콩, 베이컨 같은 단백질이다. 특히 달걀은 매우 좋은 아침의 단백질 섭취원이기 때문에 스크램블, 오믈렛 같은 요리를 만들어서 먹는다면 훌륭한 아침 단백질 섭취원이 될 것이다.

두부나 콩 요리도 충분히 먹는 게 좋다. 유제품도 우유와 치즈, 플레인요거트 같은 것들도 좋지만 생선과 해산물, 가금류 같은 육류 그리고 오트밀이나 아몬드 같은 곡류나 견과류도 단백질을 많이 함유하고 있으니 참고하자.

　나의 아침 식사를 한번씩 기록해보는 것도 도움이 될 것이다. 모자란 단백질원을 체크해서 위 재료들과 더불어 풍부한 채소를 곁들인다면 다이어트를 하더라도 건강하게 성공할 수 있을 것이고, 장기적인 건강 관리에도 큰 도움이 될 것이다.

저절로 살이 빠지는 아침 습관

아침을 제대로 보낸다면 다이어트도 잘되고 일도 술술 잘 풀리는 하루가 될 것이다. 반면 어딘가 삐걱거리는 일로 하루를 시작한다면 하루가 끝날 때까지 엉망이 되는 경우가 많다.

　다음은 다이어트와 건강 관리에 도움이 되는 아침 습관이다. 아침에 조금만 주의를 기울이는 습관을 들여도 하루가 더욱 편안해질 것이다.

1. 충분히 자고 같은 시간에 일어나라

　수면은 다이어트에 정말 중요하다. 충분한 수면은 성장 호르몬, 렙틴, 코티졸 등의 식욕 관련 호르몬을 정상화하고 다이어트에 도움을 준다. 같은 시간에 자고 같은 시간에 일어나는 습관은 매우 중요하다. 그중에서도 매일 같은 시간에 일어나는 것이 더 중요하다.

기상 시간은 사람마다 다르지만 가능하다면 일찍 일어나서 여유 있게 아침을 맞는 게 좋다. 늦게 일어나서 허둥지둥 아침을 맞는 것보다 여유 있는 아침을 맞고 다이어트와 나를 위한 시간을 갖는 게 중요하다.

2. 체중계를 가까이 하라

매일 아침 체중을 재는 것은 정말 중요하다. 체중은 먹고 배설하는 행위 때문에라도 하루에도 수시로 변한다. 그러니 아침 공복에 화장실만 다녀온 뒤, 가벼운 옷을 입고 체중계에 올라 몸무게를 확인해보는 것이 좋다.

비만 클리닉을 내원하는 많은 사람이 병원에서 체중을 재고는 "집에서 쟀을 때는 더 적었는데…"라고 말한다. 맞다. 병원에 올 땐 뭔가 먹었고 옷도 더 입었기 때문에 더 체중이 높게 나올 수 있다. 그래서 아침에 기상하자마자 재는 체중이 본인의 체중이라고 생각하면 된다.

아침부터 체중을 눈으로 확인하면 마음에 강하게 남기 때문에 하루 종일 섭식을 조절하는 데에도 도움이 된다. 다만 체중을 재는 것에 스트레스를 받는 사람이나 너무 강박적으로 체중을 재려는 사람이라면 3일에 한 번이나 일주일에 한 번 정도만 재는 게 좋다.

3. 햇볕을 쬐어라

햇볕은 비타민 D의 합성을 도와 지방을 태우도록 돕고 기분을 상쾌하게 한다. 눈을 뜨면 부지런히 햇볕부터 쬐는 것이 좋다. 연구에 따르면 아침에 밖에 나가서 햇볕을 받는 이들은 오후에 그렇게 하는 이들보다 체지방 지수가 낮고 날씬할 확률이 훨씬 높았다고 한다. 아침에 일어나서 상쾌한 아침 공기와 함께 햇볕을 많이 쬐도록 하자.

4. 식후 가벼운 운동을 하라

혈당 스파이크가 나타나는 사람이라면 식후에 반드시 걷기 운동 정도의 가벼운 운동이 중요하다. 심한 운동이 아니라 가볍게 산책하거나 걷는 정도를 추천한다.

우리가 음식을 섭취하면 소화 흡수를 위해서 전신의 혈액이 위장으로 모이게 된다. 위장의 움직임이 활발해지면서 당분 흡수가 빨라지게 되는데, 이 때문에 혈당이 급격히 올라가면서 비만의 원인이 된다. 이때 몸을 움직여주면 팔이나 다리 쪽으로 혈액이 이동하면서 당분의 흡수가 더뎌진다.

내가 환자들에게 제일 많이 권하는 운동은 '햇빛 보고 걷기'다. 특히 아침에 햇빛을 보고 걷는다면 기분도 상쾌해지고 다이어트도 잘 되는 일석이조의 효과가 있다. 아침마다 근력 운동을 병행하는 것도 좋은 방법이다.

5. 스트레칭과 명상을 하라

나는 아침에 일어나면 물 한잔을 마시고 바로 요가 매트를 편다. 밤새 움츠러들었던 몸을 스트레칭으로 푼다. 이때 조용한 음악을 틀어놓고 명상도 하고 스트레칭도 한다. 하루 계획을 세우고 다이어트에 대한 계획도 세워본다면 더욱더 활기찬 아침을 맞을 수 있을 것이다.

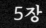

5장

건강식에 대한
흔한 오해

저탄고지 다이어트,
문제는 없을까?

예전에 재미있게 본 영화 중에 〈김씨표류기〉(2009)라는 영화가 있다. 주인공 김씨는 어느 섬에 표류하면서 여러 가지 먹을 것을 구하러 다닌다. 그러다 탄수화물이 너무 그리운 나머지 씨앗을 심어 면을 만들어 먹는 상상을 한다. 인간에게 탄수화물이라는 존재가 얼마나 중요한지 보여주는 장면이다.

앞에서 설명했듯 탄수화물은 인간의 뇌에 중요한 역할을 해왔다. 그렇기 때문에 우리 몸에는 포도당, 탄수화물이 반드시 필요하다.

그런데 탄수화물을 너무 과하게 섭취하다 보니, 심지어 정제된 탄수화물이 우리 몸에 문제를 일으키다 보니 그에 대한 반성으로 단백질, 지방 섭취에 대한 얘기가 많이 나오기 시작했다. 이러한 과정에서 탄생한 다이어트의 한 방법이 바로 저탄고지 다이어트다.

저탄수화물, 고지방 다이어트는 탄수화물을 줄이면 인슐린이 나오지 않게 되고, 인슐린이 나오지 않으면 지방을 축적하지 않게 되기에 다이어트에 도움이 된다는 이론을 전제로 한다. 인슐린이 우리 몸에 지방을 축적하는 역할을 하기 때문에 인슐린을 최대한 줄이기 위해 탄수화물은 줄이고 지방을 올리자는 것이다.

수년 전부터 저탄고지 다이어트 열풍이 불면서 많은 사람이 이를 시도하자 여러 문제가 생기기 시작했다. 먼저 지방을 과도하게 섭취하면 아무리 인슐린 분비를 줄이려고 노력하더라도 결국 우리 몸에 지방이 쌓일 수밖에 없다. 축적된 지방은 성인병 발생과 아주 밀접한 연관성을 갖고 있기에 비만, 당뇨병, 고지혈증, 지방간, 고요산 혈증, 통풍 같은 질병을 얻을 수도 있다.

탄수화물 섭취를 극도로 제한하는 것에도 문제가 있다. 우리의 뇌는 포도당만을 에너지원으로 써야 하는데 탄수화물을 극단적으로 제한하면 포도당을 못 쓰게 되면서 우리 몸이 케톤이라는 물질을 만들고 나아가 케톤증을 유발한다. 다만 케톤증에 대한 장기간 연구는 아직 부족하기 때문에 케톤증이 긴 시간 동안 지속될 경우 어떤 문제를 야기할 수 있는지는 단정지을 수 없다.

저탄고지 다이어트는 결국 효과가 크지 않은 데다 장기간 할 수 있는 다이어트도 아니다. 보통 저탄고지 다이어트 식단은 지방 70%, 단백질 25%를 섭취하고 탄수화물은 5~10% 정도로 극단적으로 줄여야 하는 경우가 많은데, 기름진 음식을 계속 먹다 보면 느끼함에 질려서 오래 계속하는 것조차 쉽지 않을 수 있다.

이 다이어트를 처음 소개한 나라는 스웨덴이다. 스웨덴은 춥고, 지방식을 주로 먹는 큰 체구의 사람들이 사는 나라다. 이런 나라에서 나온 고지방, 저탄수화물 다이어트를 우리 같이 역사적으로 탄수화물 위주의 식단을 먹던 사람들에게 적용하는 것이 바람직한지 고민해볼 필요가 있다.

한국 사람들은 탄수화물을 많이 줄이더라도 50% 정도는 먹는 것으로 알려져 있다. 저탄고지 다이어트에서 지향하는 탄수화물 양은 이에 비하면 턱없이 부족하다. 오랜 민족의 식습관을 갑자기 바꾸는 것은 그 자체도 쉽지 않을뿐더러 영양면에서도 여러 가지 문제를 일으킬 수 있다. 결국 대한내분비학회와 대한당뇨병학회, 대한비만학회, 한국영양학회, 한국지질동맥경화학회에서는 2016년 10월 저탄수화물, 고지방 다이어트로는 장기적으로 다이어트에 성공하기 어렵다는 결론을 내렸다.

어떤 목적이든 다이어트는 장기간 지속할 때 부담이 없어야 한다. 무엇보다 단기간의 목표에 휩쓸리지 말고 건강을 위해 차근차근 밟아나가야 한다.

저탄수화물의 취지에도 어느 정도 일리가 있다. 핵심은 현대인이 정제된 탄수화물을 너무 많이 먹고 있음을 경계하자는 것이다.

그러나 정제된 탄수화물을 줄이면서 단백질이나 지방의 하루 섭취 총량이 너무 늘어나는 것이 문제다. 결국 정제 탄수화물을 줄일 때의 이점을 강조하다가 과대포장된 것이 저탄고지 다이어트라고 생각한다.

실제로 우리 병원의 한 환자에게 피검사를 했더니 콜레스테롤이 너무 높게 나왔는데, 알고 보니 고지방, 저탄수화물 다이어트를 했다고 했다. 젊은 사람이라도 저탄고지 다이어트를 지속하면 콜레스테롤 수치가 올라 각종 심혈관계 위험을 높일 수 있다.

그래도 저탄고지 다이어트를 해보겠다는 사람이 있다면 단기간만 하길 바란다. 당뇨나 고지혈증, 각종 심장질환 등 심혈관계 질환이 있거나 임신했거나 수유를 하는 사람들은 절대 해서는 안 된다. 결국 다이어트에 성공하려면 양질의 탄수화물과 지방 그리고 단백질을 잘 먹어야 한다. 몸에 좋은 탄수화물, 지방, 단백질을 얼마나 적절하게 먹는가, 그리고 얼마나 지속하는가? 여기서 성패가 갈린다.

과일의 두 얼굴

간혹 진료를 하다 보면 '탄수화물은 안 먹고 과일만 먹는다'고 말하는 환자들을 만난다. 그런데 과일이 탄수화물이라고 말하면 깜짝 놀란다. 탄수화물은 밥이나 빵이라고 생각하는 사람이 많기 때문이다. 그러나 과일은 수분, 섬유질을 빼면 대부분 과당, 포도당, 설탕이라고 불리는 탄수화물이다.

과일의 당에 대해서 알아보기 전에 당의 종류에 대해서 이야기할 필요가 있다. 음료나 가공식품에 부착된 영양 성분표를 보면 탄수화물과 당류 함량이 표시돼 있는데, 포도당, 과당, 설탕, 액상 과당 등 단순 과당에도 참 여러 가지 종류가 있다는 사실을 알 수 있다.

당류는 단당류와 이당류를 통칭한다. 포도당은 곡류나 과일 같은 탄수화물 음식을 먹으면 소화 기관을 거치면서 체내에서 흡수되기 위해 잘게 분해된다. 과당은 주로 과일에서 발견되며 소화 흡수되기 위해 잘게 분해된 단당물이다. 설탕은 포도당과 과당이 결합된 이당류다.

과일 속에도 있고 우리가 일상생활을 하며 자주 먹게 되는 과당에 대해 알아보자. 미국 캘리포니아대학에서는 32명의 과체중인 성인을 대상으로 한 가지 흥미로운 실험을 했다. 한 그룹에는 포도당으로 만든 음료를 하루 총 섭취 에너지의 25%를 섭취하도록 하고, 또 다른 그룹에는 과당으로 만든 음료를 같은 칼로리로 섭취하게 했다.

예상대로 12주 후에 두 그룹 모두 체중이 증가했다. 그런데 과당 음료를 섭취한 그룹의 경우 다음과 같은 문제가 생겼다. 내장지방이 더 두드러지게 증가했고 인슐린 호르몬의 민감성이 떨어졌다. 또 간에 지방이 더 많이 쌓였다. 나쁜 콜레스테롤 수치가 더 올라갔으며 중성 지방의 수치 또한 올라갔다. 반면 포도당 음료를 섭취한 그룹은 이런 변화를 보이지 않았다. 같은 단당류라고 해도 몸속에 들어와서는 다르게 작동한다는 이야기다.

포도당이 체내로 들어올 때 인슐린이 분비되면 호르몬인 렙틴 농도가 증가하게 되고 위장 호르몬인 그렐린의 농도가 감소한다. 렙틴이 증가하면 포만감이 생기고, 그렐린이 감소하면 배고픔이 사라진다.

하지만 과당의 체내로 들어오면 사정이 좀 달라진다. 우선 과당은 인슐린 분비를 자극하지 않는다. 따라서 렙틴 분비가 증가하거나 그렐린 농도가 억제되질 않는다. 포도당을 섭취할 때보다 더 많이 먹게 되면서 체중 증가로 이어질 위험이 높은 것이다.

어떤 사람은 과일은 인슐린을 자극하지 않기 때문에 다이어트 시에 아무리 많이 먹어도 크게 상관이 없다고 말한다. 나는 이에 동의하지 않는다. 과일이 인슐린을 자극하지 않기 때문에 더 건강에 해로울 수 있는 것이다. 과일 속의 과당이 우리 건강에 나쁜 영향일 끼칠 수 있는 이유는 다음 5가지로 정리해볼 수 있다.

1. 포만감을 느끼지 못하므로 과식하게 된다.

2. 내장지방이 증가한다.

3. 중성 지방과 LDL 콜레스테롤을 높인다.

4. 지방간의 위험을 높인다.

5. 인슐린을 자극하지 않지만 인슐린 저항성을 유발한다.

이처럼 과일의 과당은 절대 안전하지 않다. 오히려 다이어트의 적이 될 수 있다.

또 하나의 문제는 특정 과일은 혈당 스파이크를 일으킬 수 있다는 것이다. "사과 한 개가 무슨 혈당 스파이크를 일으켜?"라고 말하는 사람도 있을 수 있다. 그러나 과일에는 과당만 있는 것이 아니다. 과일에 따라 다르지만 과일 속에는 주로 3가지 당이 있는데 포도당, 과당, 설탕이 그것이다. 과일을 많이 먹게 되면 당연히 포도당이 많이 들어와서 혈중 포도당, 즉 혈당이 올라가게 된다.

과당은 혈당에는 반영되지 않지만 간에서 대사되어 지방간을 만들고 요산을 높인다. 지방간이 되면 온몸에 염증이 생겨 동맥경화증이 되고 점점 진행하면 간경화도 올 수 있다. 요산이 많아지면 콩팥이 상한다.

요즘 과일은 특히나 당도가 너무도 높다. 사람들이 점점 단맛이 강한 과일을 찾다보니 공급자들은 어떻게 하면 단맛이 강한 과일들을 공급할 수 있을지 고민한다. 원래 사과는 적절히만 먹으면 당뇨와 다이어트에 좋지만 당도가 높은 사과가 쏟아지는 요즘에는 사과도 때에 따라 건강에 안 좋은 영향을 끼칠 수 있다.

실제로 나는 24시간 혈당 측정기를 측정하면서 여러 가지 과일을 먹어봤다. 그 결과 아주 심한 혈당 스파이크를 일으키는 과일도 여럿 있었다.

그렇다면 어떤 과일이 다이어트에 좋고, 어떤 과일은 주의해야 할까? 단맛이 나는 과일보다는 씁쓰름하고 신맛이 나는 과일을 고르는 게 좋다. 그리고 과육이 상대적으로 단단한 과일이 다이어트와 건강에는 양호한 것이라고 생각하면 된다.

당분 함량이 낮은 과일로는 아보카도, 베리류 그리고 라임, 레몬, 자몽 같은 것이 있다. 토마토와 같은 야채나 키위, 딸기도 당도가 낮다고 볼 수 있다. 키위 중에서도 골드키위는 주의가 필요하다. 토마토나 딸기 중에서도 품종에 따라서 당도가 아주 높은 것들이 있으니 유의하는 것이 좋다.

당분 함량이 보통인 과일로는 사과, 수박, 복숭아, 파파야, 멜론, 구아바, 살구, 오렌지, 자두, 배, 파인애플이 있다.

당분 함량이 매우 높아서 주의해야 하는 과일로는 포도, 망고, 바나나, 무화과, 감 같은 것들이 있다. 특히 말린 과일이나 과일들을 갈아서 만든 주스, 과즙, 그 외에 과일 통조림과 같은 가공 식품은 절대 금지해야 한다. 이런 과일에는 당분이 아주 농축돼 있어서 상당히 많은 당류가 들어 있다.

과일은 미네랄과 비타민 각종 영양소의 보고다. 정상인이 적절히 과일을 먹는 습관은 아주 좋다. 다만 다이어트를 계획하고 있거나 비만, 고지혈증, 당뇨병, 통풍 등 대사질환 등의 성인병이 있는 사람은 과일을 먹을 때 각별히 주의하는 것이 바람직하다.

갈아 먹는 탄수화물을 피하라

탄수화물은 우리 몸에 가장 중요한 영양소 중 하나다. 나쁜 건 정제 탄수화물이니 오해하지 말자. 정제 탄수화물이란 쉽게 말해서 갈아낸 탄수화물이다. 알곡이나 통곡을 잘게 갈아 먹으면 고소하고 입에서 아주 살살 녹는다. 부드럽고 우리의 입맛을 당기게 하기 때문에 한번 손을 대기 시작하면 멈추기가 쉽지 않다.

정제 탄수화물은 앞서 말했듯 혈중 포도당을 급격하게 올리므로 인슐린을 급격하게 분비시키고, 지방이 차곡차곡 우리 몸에 쌓이게 한다. 탄수화물 중독도 일으킬 수 있다.

흔히 GI지수Glycemic index 라고 불리는 당지수는 칼로리와는 다른 개념으로, 혈액 속에서 혈당이 상승하는 것을 수치로 나타낸다. 혈당을 빨리 올리면 당지수가 높다고 말하고, 혈당을 느리게 올리면 당지수의 수치가 낮다고 말한다. 또한 당지수가 55 미만인 경우는 당지수가 낮다고 말하고, 당지수가 70 이상은 높다고 말한다.

따라서 당지수가 높을수록 혈당을 급격히 상승시켜 비만과 당뇨병 등의 발생을 증가시킨다고 보면 된다. 같은 탄수화물이라도 정제를 했느냐 안 했느냐, 즉 갈았느냐 안 갈았느냐에 따라서 당지수와 우리 다이어트에 지대한 영향을 미친다.

대표적인 정제 탄수화물로 우리가 쉽게 접하는 음식들은 다음과 같다.

1. 갈아낸 오트밀

오트밀, 즉 귀리는 다이어트에 좋다고 생각하는 사람이 많다. 오트밀 100g당 칼로리도 317kcal로 100g당 345kcal인 현미보다 낮다. 그러나 갈지 않은 오트밀은 식감이 안 좋고 먹기가 참 까다롭다 보니 압착하거나 갈아서 나온 상품이 시중에 많이 유통되고 있다.

그중에서도 귀리를 가루 내서 만든 인스턴트 오트밀은 백미와 당지수가 비슷하다. 그냥 흰 쌀밥 먹는 것과 비슷하다고 보면 된다. 오트밀을 갈아서 먹으면 고소해서 평균 섭취량보다 초과되는 경우도 있는데, 아무리 오트밀이 다이어트에 좋다고 하더라도 이렇게 갈아 마시게 되면 그것은 더 이상 다이어트 식품이 아니다.

2. 죽

현미의 당지수가 56인데 비해 일반 죽의 당지수는 68이다. 현미보다 죽의 당지수가 높은 것이다. 죽이 몸에 좋고 먹기에도 편하다고 아침을 죽 한그릇으로 때우고 출근하는 사람이 종종 있는데 주의하는 것이 좋다. 누룽지도 당지수가 72 정도로 상당히 높은 편이다.

같은 맥락으로 미숫가루 또한 그렇게 좋은 다이어트 식품이 아니다. 가루로 만들면 목 넘김이 좋으니 빨리 먹고 출근하는 현대인의 생활 습관이 이렇게 당지수가 높은 음식을 계속 섭취하게 만들고 있다.

3. 해독 주스, abc 주스

요즘 아주 선풍적인 인기를 끌고 있는 abc 주스는 사과와 비트 그리고 당근을 갈아서 만든 음료다. 조금 죽같이 걸쭉하게 만들어서 먹는 경우가 많은데, 이 주스가 독소 배출은 물론 체지방 감소에 도움을 주고 다이어트에 좋다는 얘기를 많이 한다.

사과는 칼로리가 조금 높지만 abc 주스의 경우 당지수 때문에 문제가 될 것 같지는 않다. 그런데 이것이 과연 다이어트에 도움이 될 것이냐는 다른 문제다.

아무리 건강한 음식이라고 하더라도 갈아서 만든 음식은 결국 우리 몸에 빠르게 흡수될 수밖에 없다. 따라서 비트나 당근 등 채소는 갈아 먹어도 되지만, 사과는 갈지 말고 씹어 먹을 것을 더 권한다.

4. 단맛이 첨가된 유산균

유산균은 공복에 먹는 게 좋다고 많이들 알고 있다. 나도 동의한다. 공복에 섭취해야 소화 효소에 영향을 덜 받기 때문이다. 그런데 캡슐 형태나 알약 형태로 나온 유산균은 공복에 먹어도 문제가 없지만 단맛이 나는 가루 형태의 유산균은 식후에 먹는 것이 나을 수 있다. 당분 함유량이 미미한 수준이라고 하더라도 공복이라면, 그것도 하루 한 포 이상의 유산균을 섭취한다면 혈당에 영향을 미칠 수 있기 때문이다.

또 중요한 한 가지는 음식을 씹어 먹는 것이 좋다는 사실이다. 바쁜 시간을 쪼개 끼니를 해결하는 이들이 많다 보니 자리에 앉아 오랫동안 씹어 먹는 음식보다는 간편하게 들고 다니면서 빠르게 섭취할 수 있는 인스턴트 음식을 선택하는 경우가 많다.

그런데 액상으로 섭취하는 음식은 씹지 않아도 쉽게 위장을 통과하게 되므로 그만큼 배가 쉽게 부르고 쉽게 꺼진다. 이렇게 유동식을 먹으면 혈당치가 급격히 상승하게 되니 지방이 차곡차곡 쌓인다.

유동식이나 마시는 음료에 농축된 당은 빠르게 우리 몸에 흡수된다. 과일, 곡물, 일부 채소를 갈아서 먹을 경우에 씹어서 먹을 때보다 당지수가 몇 배씩 뛰는 이유가 여기에 있다.

스프나 주스, 죽, 물에 타 먹는 파우더 같은 액상 형태의 식품은 음식을 씹기 힘들거나 소화 기능이 떨어진 사람들을 위해서 만든 것이다.

반대로 음식을 마시지 않고 씹으면 혈당 수치를 천천히 올릴 수 있다. 오래 씹다 보면 식사 속도가 느려지고 급격하게 혈당을 올리지 않는다.

무엇보다 씹는 행위 자체가 칼로리를 소모하는 요인 중 하나다. 우리는 1일 섭취 칼로리의 10% 정도를 씹고 소화하는 데 쓴다고 한다. 하루에 2000kcal를 섭취한다고 가정을 했을 때 잘 씹기만 해도 약 200kcal를 소모할 수 있는 것이다.

배가 부른 느낌을 줘서 식욕을 억제하는 호르몬인 콜레시스토키닌이나 도파민 같은 호르몬은 씹을 때 많이 분비된다. 그리고 먹고 나서 약 20분 뒤부터 호르몬이 분비되기 때문에 천천히 씹어서 먹는 게 후루룩 마시는 것보다 훨씬 더 포만감을 줄 수 있고 흡수율을 떨어뜨리기 때문에 건강에도 좋다.

요컨대 쉽게 후루룩 마시는 즙이라든지 가루 형태로 된 것들, 그리고 주스로 된 것들은 되도록 삼가는 게 좋다. 그리고 자기의 치아를 이용해서 우걱우걱 씹어 먹는 것을 권장한다.

그래야 다이어트에 좋고 우리 몸에 인슐린 분비가 천천히 돼서 건강을 유지하는 데 도움이 된다.

6장

제대로 먹기 위한
몇 가지 조언

오트밀도 잘못 먹으면
독이 된다

탄수화물을 제대로 잘 먹어야 건강을 유지할 수 있고 다이어트도 성공할 수 있다는 사실은 이제 잘 알았을 것이다. 여기서 제대로 잘 먹는다는 건 무분별하게 먹는 게 아니라 양질의 탄수화물을 적절하게 먹는 것을 말한다.

좋은 탄수화물과 나쁜 탄수화물의 차이점을 알아보자. 좋은 탄수화물은 당지수가 낮고 음식 내에 섬유질이 풍부해서 섭취 시에 혈중 포도당 농도를 천천히 올리는 탄수화물이라고 할 수 있다. 이렇게 천천히 올라간 포도당 농도는 인슐린을 급격히 자극하지 않기 때문에 지방이 덜 축적되고 건강과 다이어트에 모두 유리하다.

좋은 탄수화물의 종류에는 어떤 것이 있을까? 현미밥, 잡곡밥, 귀리, 오트밀, 통밀빵, 호밀빵, 콩류도 훌륭한 탄수화물이다. 과하게 먹으면 좋지 않지만 조금씩 적당한 때에 섭취하면 좋은 탄수화물로는 고구마, 단호박, 단맛이 적은 과일, 채소 등이 있다.

대표적으로 요즘 인기를 끌고 있는 오트밀, 즉 귀리에 대해서 한번 알아보자. 귀리는 벼과에 속하는 식물로, 귀리를 볶아서 부수거나 납작하게 만든 것은 흔히 오트밀이라고 불린다.

《타임TIME》지가 곡물 중에 유일하게 슈퍼푸드로 선정한 작물이 바로 이 귀리다. FDA도 식품학적 가치를 인정했을 만큼 영양소가 풍부한 곡물이다. 또한 다른 곡물에 비해서 단백질과 지방, 미네랄, 비타민 B군과 비타민 E, 그리고 필수아미노산 베타글루칸이 다량 함유돼 있으며 식물성 단백질이 가장 많은 음식 중에 하나다.

도정한 귀리 알곡의 단백질 함유량은 최대 25%로 곡류 가운데 가장 높다. 귀리에 가장 많이 들어 있는 성분이 바로 베타글루칸인데, 베타글루칸은 혈액 속의 콜레스테롤을 낮춰주는 역할을 한다. 귀리에 풍부한 불포화지방산도 콜레스테롤을 낮춰주고 몸속의 염증을 예방하는 효과를 낸다.

귀리의 지방산 중에 80% 정도는 몸에 좋은 불포화지방산이다. 국립농업과학원의 식재료 평가를 보면 "귀리는 식물성 단백질 공급원으로 최고의 가치가 있다"라고 평가한다. 귀리에는 섬유질도 많아서 백미의 무려 19배나 된다.

그러나 이렇게 좋은 귀리를 먹고 살이 빠지기는커녕 오히려 살이 쪘다는 사람도 있다. 귀리를 어떻게 먹느냐에 따라서 다이어트에 도움이 될 수도 있지만, 때로는 다이어트를 방해할 수도 있고 독이 될 수도 있는 것이다.

귀리는 먹기가 참 까다로운 곡물이다. 그래서 시중에는 귀리를 갈아서 가루로 만들어서 간편하게 먹을 수 있게 나온 제품이 많이 나오기 시작했다. 최근에는 액체로 마실 수 있는 오트밀 음료도 나왔다.

먼저 귀리의 종류를 한번 살펴보자. 갓 수확한 생 오트, 통 오트, 스틸컷 오트, 스코티시 오트, 압착 오트 등이 있다. 그리고 오트밀 가루도 있다.

그중에서 가루나 액체 오트밀은 다이어트 식품이라기보다는 그냥 영양 식품인 경우가 많다. 누누이 말했듯 가루로 만든 탄수화물은 혈중 포도당을 빠르게 올리는 정제 탄수화물로 분류되기 때문이다. 오트밀을 다이어트용으로 제대로 먹으려면 통 오트밀을 밤사이에 불려 먹거나 압착 귀리로 만든 오트밀을 두유에 넣고서 전자레인지에 불려서 섭취하는 것이 바람직하다.

물론 오트밀은 많은 식이섬유와 수분을 함유하고 있어서 소량을 섭취해도 포만감을 얻을 수 있다. 이 때문에 조금만 먹는 습관을 들인다면 가루나 액체로 먹어도 영양분 섭취와 다이어트에 일부 도움이 될 수도 있다.

그러나 분쇄되거나 액체로 된 오트밀은 쉽게 흡수되고, 맛도 괜찮아서 자꾸만 먹게 되니 문제다. 통으로 된 오트밀 혹은 약간만 자른 스틸컷 오트밀은 당지수가 낮은 편이지만 가루 오트밀의 당지수는 백미와 크게 차이가 나지 않는다. 100g당 칼로리를 보아도 오트밀은 367kcal, 백미는 360kcal로 상당히 비슷하다.

오트밀을 적절한 방법으로 섭취한다고 하더라도 과도하게 섭취하면 설사나 배탈 등 소화기 부작용이 일어날 수 있다. 오트밀에는 퓨린 성분이 함유되어 있어서 과다하게 섭취하면 통풍이나 신장 결석 등을 일으킬 수 있기 때문이다. 그래서 신장 건강이 좋지 않은 사람은 오트밀을 과도하게 먹지 않도록 주의해야 한다.

통 오트밀을 불려서 먹느냐, 또는 가루나 액상으로 먹느냐에 따라서 다이어트에 도움이 될 수도 있고 안 될 수도 있다는 걸 기억하자. 착한 탄수화물 오트밀을 제대로 먹는 방법을 잘 기억해두고 적용한다면 더욱더 건강하고 날씬한 몸을 만들 수 있을 것이다.

고기가 아니어도 단백질을 섭취할 수 있다

다이어트와 건강을 위해서 꼭 필요한 단백질은 근육, 혈액을 구성하고 에너지원을 만드는 신체의 필수 성분이자 3대 영양소 중에 하나다. 특히 근육을 늘리기 위해서는 단백질 섭취가 중요하다. 나이가 들면 근육량은 점점 떨어지기 때문에 운동이 더 힘들어지기 때문에 중년에 접어들었다면 단백질의 섭취가 더더욱 중요하다.

단백질의 하루 섭취 권장량은 본인 몸무게 1kg당 0.8~1.2g이다. 평균적으로 1kg당 1g의 단백질을 섭취한다고 생각하면 된다. 예를 들어서 60kg의 성인이라면 60g의 단백질을 섭취

히되 이것을 아침 점심 저녁으로 나눠서 한 끼에 20g의 단백질을 먹으면 된다.

한 번에 많은 양의 단백질을 몰아서 먹는 것은 좋은 방법이 아니다. 에너지를 내는 데 쓰고 남은 단백질은 몸에 저장되지 않고 배출되기 때문이다. 따라서 끼니마다 적절한 양을 섭취하는 게 좋다.

단백질은 동물성 단백질과 식물성 단백질로 나뉜다. 동물성 단백질은 체내 흡수 속도가 빠르지만 포화지방이 많고 식이섬유가 부족한 게 단점이다.

식물성 단백질은 다양한 생리 활성 물질을 함유해서 근 감소를 방지하지만 동물성 단백질에 비해서 필수아미노산의 함량은 적다. 따라서 두 가지 단백질을 골고루 섭취하는 게 좋다. 두 가지 단백질의 비율은 '식물성 단백질 2 : 동물성 단백질 1'을 추천한다.

진료실에서 만나는 환자들, 특히 중장년층의 여성에게 다이어트를 위해 "단백질을 잘 챙겨 드세요"라고 하면 "저는 단백질을 잘 못 먹겠어요"라고 하는 경우가 있다. 단백질이 많은 음식을 꼽으라면 대부분이 닭가슴살, 달걀, 고기 같은 것들을 떠올리다보니 소화가 어려워 못 먹겠다고 하는 것이다. 실제로 닭가슴살, 달걀, 고기는 상당히 좋은 단백질 공급원이다. 하지만 고단백 식품에는 닭가슴살만 있는 건 아니다. 고기 말고도 다이어트와 근육에 도움이 되는 단백질이 많다. 지금부터 하나하나 알아보자.

1. 콩류

콩류는 단백질이 풍부하고 상대적으로 칼로리는 적어서 다이어트 할 때 적극적으로 권장되는 음식이다. 콩류는 워낙 다양하기 때문에 한 번에 다 다루기가 벅차지만 중요한 식품 위주로 소개하겠다.

첫 번째는 대두다. 대두의 단백질 함량은 닭가슴살과 비슷하다. 100g당 단백질 함량을 보면 대두가 34g, 닭가슴살이 35g으로 큰 차이가 없다. 또한 대두에 포함된 영양소 중에 이소플라본은 콜레스테롤을 낮추고 동맥을 확장해서 심혈관계 질환을 예방하는 효과가 있다.

두 번째는 렌틸콩이다. 인기 있는 다이어트 식품인 렌틸콩은 반 컵 분량에 단백질이 9g 정도 들어 있다. 렌틸콩에는 식이섬유, 칼륨, 엽산, 마그네슘 등이 풍부해서 다이어트에 상당히 좋은 음식이다.

세 번째는 병아리콩이다. 병아리를 닮았다고 해서 병아리콩인데, 병아리콩 반 컵에는 단백질이 7g이나 들어 있다. 역시 다이어트에 상당히 좋은 음식이다. 단백질 외에도 탄수화물, 칼슘, 인, 철, 식이섬유 등이 풍부하다.

네 번째는 두부다. 두부는 단백질이 아주 풍부하고 포만감도 커서 아주 인기가 많다. 두부의 칼로리는 100g당 84kcal인데, 생 닭가슴살은 100g당 102kcal, 고구마는 128kcal니까 이런 음식보다 칼로리 면에서는 더 낮다. 그래서 두부도 상당히 좋은 다이어트 식품이다.

2. 시금치

시금치에는 단백질을 비롯해 칼슘과 철분도 상당히 많다. 단백질은 2g, 섬유질은 2g이 들어 있다. 그 외에도 비타민 K, A, C 그리고 엽산, 마그네슘 등 아주 다채로운 영양소가 많이 들어 있다. 또 시금치 세 컵이 20kcal밖에 안 된다. 시금치는 칼로리는 낮고 영양가는 높은 다이어트 음식이다.

3. 버섯

버섯은 산에서 나는 소고기라는 이야기를 많이 한다. 버섯에는 100g당 3g의 단백질이 들어 있다. 칼로리는 20kcal로 매우 낮다. 단백질 함량이 달걀의 반 정도지만 칼로리는 달걀의 4분의 1 정도밖에 안 된다. 이처럼 칼로리가 적으면서 식감도 좋은 버섯은 다이어트 할 때 많이 먹어도 괜찮다. 상당히 좋은 단백질 공급원으로 버섯을 추천한다.

4. 호박씨

호박씨 역시 100g당 단백질 함량이 29g인 고단백 식품이다. 망간이나 마그네슘도 풍부하다. 항산화 효과를 볼 수 있는 비타민 E도 풍부하다. 따라서 배가 고플 때 간식으로 탄수화물보다 호박씨를 조금씩 씹어 먹으면 포만감도 생기고 건강에도 좋다.

5. 아몬드

아몬드에는 30g당 6g 정도의 단백질이 들어 있다. 이는 삶은 달걀 한 개의 단백질 함량과 비슷하다. 아몬드는 건강한 지방인 불포화지방산도 많이 함유하고 있다. 그 외에 식이섬유, 마그네슘, 칼슘, 비타민 E 등도 풍부하기 때문에 건강에 상당히 좋은 다이어트 식품이다.

그 외에도 좋은 단백질 공급원으로 땅콩, 피스타치오, 퀴노아와 귀리, 아마란스, 햄프시드, 대마씨 같은 것이 있다. 단백질을 섭취하겠다고 고기만 억지로 먹을 필요는 없다. 다양한 식품을 통해 먹는 재미도 느끼고 단백질도 채워보자.

매일 두 스푼, 땅콩버터의 효능!

나는 아침에 저탄수화물 크래커에 무언가를 섞어서 먹는다. 이것이 과연 무엇일까? 이것을 매일 두 스푼 정도씩 먹으면 폭식이 멈추고 체지방이 줄어든다. 살이 찔 것 같아서 잘 안 먹었던 음식인데 의외로 다이어트에 도움이 되는 음식, 이것은 바로 땅콩버터다.

땅콩버터라고 하면 '땅콩에 버터가 들어가 있나?'라고 생각하는 사람도 있을 텐데, 땅콩버터에는 버터가 없다. 다만 버터와 비슷한 모양과 식감 때문에 땅콩버터라고 불린다.

땅콩버터는 고지방 식품으로, 열량이 100g당 약 600kcal로 엄청나다. 그래서 흔히 다이어트에 해로울 거라고 생각하기 쉬운데, 최근《영국 영양학 저널》에 발표된 연구를 보면 적당히만 먹는다면 땅콩버터 섭취는 식욕 조절과 체중 감량에 도움이 된다고 한다.

땅콩버터를 아침에 섭취하면 점심 식사 때 탄수화물을 다량으로 섭취하더라도 혈당 수치 조절에 긍정적인 영향을 미쳤다는 것이다. 정말 놀랍고도 반가운 일이 아닐 수 없다. 연구팀은 비만 여성들이 아침 식사로 땅콩 또는 땅콩버터를 섭취할 경우에 혈당 수치와 식욕을 낮추는 효과를 기대할 수 있다고 결론지었다.

또한 땅콩버터는 체중 감량 후에 유지에도 도움이 된다는 연구가 있다. 땅콩버터가 체내 에너지 소비량을 증가시켜주기 때문에 체중 감량 후에 다시 살이 찌지 않도록 도움을 주는 것으로 밝혀졌다.

미국 브리검 여성병원 연구팀에 따르면 땅콩버터를 먹는 사람은 저지방 식단을 고집하는 사람보다 체중 감량을 더 잘하고 살 뺀 상태를 더 잘 유지하는 것으로 나타났다. 연구진은 그 이유에 대해 땅콩버터가 강한 포만감을 유발해서 다른 음식의 섭취를 덜 하게 되기 때문으로 분석했다.

땅콩버터의 장점을 구체적으로 정리해보면 다음과 같다.

1. 체중 감량에 효과적이다

단백질과 섬유질이 풍부해서 포만감을 오래 유지해준다. 또 휴식을 취할 때조차도 에너지 소비량을 증가시켜주기 때문에 체중 감량에 도움을 주는 것으로 알려져 있다.

2. 갈색 지방을 활성화한다

땅콩버터 속에 포함된 불포화지방산은 흔히 살 빠지는 지방으로 알려진 갈색 지방 조직을 활성화해서 몸에 열을 내고 칼로리를 소모하도록 돕는 역할을 한다. 일부 연구에서는 갈색 지방이 아예 없는 경우에도 땅콩버터가 백색 지방을 태워서 갈색 지방처럼 일하게 만들어준다는 사실도 밝혀졌다.

3. 좋은 지방을 함유하고 있다

땅콩버터의 지방 대부분은 몸에 좋은 불포화 지방산으로 혈당과 인슐린을 비롯한 여러 가지 호르몬을 안정화해준다. 땅콩버터의 주재료인 땅콩에는 올레산과, 인체에서는 합성되지 않아서 음식으로 섭취가 필요한 리놀렌산이 풍부하게 들어 있다. 특히 올레산의 경우는 몸속 나쁜 콜레스테롤만 골라서 없애는 역할을 해서 혈중 지질 개선에 도움이 된다. 이는 심부전이나 부정맥, 동맥경화, 뇌졸중 같은 심혈관계 질환 예방에 긍정적인 역할을 한다.

4. 영양소가 풍부하다

땅콩에는 단백질 섬유질뿐만 아니라 대표적인 항산화 성분인 비타민 E, 피부에 좋은 비타민 B6와 아연, 태아의 신경관 발달에 필수적인 엽산, 콜레스테롤, 수치를 개선하는 나이아신 등이 들어 있다. 그 외에도 마그네슘, 구리, 칼륨 등이 들어 있어서 다이어트뿐만 아니라 건강에도 매우 이롭다.

땅콩버터의 권장 섭취량은 어느 정도일까? 미국 영양학회에서는 땅콩버터의 하루 권장량을 두 큰술 정도로 제한하고 있다. 이게 얼마나 되는 용량인지 조금 헷갈릴 것이다. 한 큰술은 15cc 정도다. 하루에 두 큰술을 먹으라고 했으니 땅콩버터의 하루 권장량은 약 30cc인 셈이다. 이 용량을 가늠해서 먹으면 되겠다.

땅콩버터를 살 때는 성분표를 꼭 확인하길 바란다. 100% 땅콩버터를 고르는 게 가장 좋은 방법이겠지만 100% 땅콩버터는 꾸덕꾸덕하고 텁텁한 느낌 때문에 먹기가 좀 힘들다. 그래서 보통 시중에 나와 있는 제품은 소량의 첨가물을 섞는다.

이 첨가물이 소량이라면 괜찮겠지만 다이어트를 방해할 정도로 높다면 선택하지 않는 게 좋다.

땅콩버터를 섭취할 때 주의해야 할 사항은 다음과 같다.

1. 당류의 첨가

땅콩버터의 맛을 높이기 위해서 당을 첨가하는 경우가 있다. 소위 저지방 땅콩버터, 맛있는 땅콩버터를 표방하는 제품 중에 이런 경우가 있으므로 주의하자. 땅콩버터를 구입할 때는 꼭 영양정보표를 보고 당류 함량이 높지 않은 땅콩버터를 구입하길 바란다.

2. 나트륨

요즘 저당, 저탄수화물을 강조하는 제품 중에 나트륨의 함량이 높은 제품이 적지 않으므로 조심해야 한다. 당 성분을 줄이는 대신에 나트륨을 넣어서 맛을 조절하는 건데, 나트륨 자체는 칼로리를 더하는 성분은 아니기 때문에 이러한 꼼수를 쓴다. 과도한 나트륨의 섭취는 혈압을 높이기 때문에 좋지 않다. 참고로 나는 나트륨이 0인 땅콩버터를 먹는다.

3. 과식

땅콩버터는 참 맛있다. 이렇게 맛있는 음식이 다이어트에 좋다니 얼마나 다행인가. 하지만 땅콩버터가 다이어트에 도움이 된다고 해서 많은 양을 먹는다면 오히려 살이 찔 수 있다.

보통 땅콩버터 두 큰술은 200kcal 전후다. 그 양에 비해서 칼로리가 엄청나다. 여기에 단독으로 먹기보다는 샌드위치나 과자, 과일 등을 같이 먹다 보면 칼로리가 점점 올라간다. 고소한 맛에 반해서 땅콩버터를 많이 섭취한다면 땅콩버터 자체의 칼로리와 같이 먹는 음식의 탄수화물로 인해 다이어트를 망치게 될 수 있다. 적정량을 먹어야 한다는 걸 꼭 기억하자.

4. 땅콩 알레르기

땅콩버터가 좋다고 알레르기가 있는데도 먹었다가는 정말 큰일 난다. 응급실에 갈 수도 있다. 땅콩 알레르기가 있는 사람은 절대 땅콩버터를 먹으면 안 된다.

5. 보관

땅콩버터를 잘못 보관하거나 유통기한이 지난 음식을 먹으면 절대 안 된다. 땅콩버터 상품마다 보관 방법이 다를 수 있으니 설명서를 잘 보고 보관하자. 매번 먹을 때마다 깨끗한 숟가락을 이용해서 오염이 되지 않게 해야 한다. 냉장 보관이 필수인 제품이라고 쓰여 있는 제품은 꼭 냉장 보관을 하자.

땅콩버터는 칼로리가 높아서 다이어트에 안 좋다고 생각할 수 있지만 적당히만 먹는다면 좋은 다이어트 식품이 될 수 있다. 땅콩버터는 좋은 영양소를 함유하고 있어서 심혈관계 질환의 예방 등 건강에 좋은 역할을 한다.

다이어트 때문에 맛없는 음식만 먹어서 힘들다면 땅콩버터를 적절히 섭취해보자. 밋밋한 다이어트 음식에 땅콩버터를 조금 더해 먹는 것도 좋은 방법이다. 건강도 지키고 다이어트도 잘되는 좋은 생활 습관이 될 것이다.

저항성 전분을 먹자

김이 모락모락 나는 흰 쌀밥과 고소하고 쫄깃한 빵, 탄수화물은 참 맛있다. 그런데 이렇게 맛있는 탄수화물이 비만과 질병의 원인이라 줄여야 한다니, 탄수화물을 좋아하는 사람들에게는 너무나도 가혹한 일이다.

탄수화물을 멀리할 수 없는 이들은 어떻게 해야 할까? 그 해답은 바로 저항성 전분에서 찾을 수 있다. 저항성 전분이란 전분, 즉 녹말의 한 종류로 식이섬유가 최대 90% 포함된 전분을 말한다.

녹말이라고도 불리는 전분은 수많은 포도당 단위체가 글리코사이드 결합으로 연결된 중합체 탄수화물이다. 전분은 아밀라아제라는 효소에 의해서 소화되고 포도당으로 잘게 쪼개지는 분해 과정을 거친다. 이렇게 전분은 소화를 거쳐 포도당으로 바뀐 뒤에 우리 몸에 흡수되어 에너지원으로 쓰이게 되는 것이다.

저항성 전분은 일반적인 전분과는 다르게 위에서 소화되지 않고 장까지 내려가서 미생물에 의해 발효된다. 발효된 저항성 전분의 일부는 흡수되고 일부는 대변으로 배출된다. 위에서 소장을 거쳐 대장으로 내려가는 데까지 시간이 오래 걸리기 때문에 조금만 먹어도 포만감이 오랫동안 지속된다.

저항성 전분의 유익한 점은 무엇보다 혈당 수치를 조절하고 다이어트에 도움을 준다는 점이다. 또 체중 감소 후에 체중이 원점으로 돌아가는 것을 제한하고 대장암을 예방하며 장내 염증을 감소시키는 역할을 한다.

저항성 전분은 짧은사슬지방산의 생산을 증가시키는 데 도움을 줌으로써 대장의 PH 수치를 낮추고 유익 세균이 번성하는 환경을 만든다. 소장에서는 흡수되지 않지만 대장에서 박테리아에 의해 분해되면서 식이섬유와 비슷한 역할을 하게 되는 것이다.

일반 전분의 열량이 1g당 4kcal인 반면에 저항성 전분의 칼로리는 1g당 2kcal로 절반 수준에 해당한다. 이름이 전분일지라도 그 기능은 수용성 식이섬유와 비슷하다. 같은 밥 한 공기를 먹더라도 저항성 전분이 일반적인 전분보다 상대적으로 더 많다면 칼로리 섭취를 줄이고 비만을 막아주고 혈당을 조절하는 데도 도움을 준다.

저항성 전분의 종류는 크게 4가지로 나눌 수 있다.

1. 세포벽이 있어서 소화가 어려운 씨앗류, 콩류, 통곡물 등의 전분
2. 바나나처럼 날것일 때는 저항성 전분이 많지만 숙성하

면 저항성 전분이 사라지는 종류

3. 감자와 쌀처럼 조리 후에 따뜻할 때는 저항성 성분의 함량이 낮지만 식히면 다시 저항성 성분이 높아지는 종류

4. 화학적으로 제조한 전분

일부 자료에 따르면, 저항성 전분이 체내에 들어가면 지방 연소를 증가시키고 지방 연소의 대사 속도를 가속화하는 데 도움을 준다고 한다. 그래서 저항성 전분이 함유된 식사를 하면 지방을 20~25% 더 많이 연소할 수 있다. 또 하루당 한 끼 식사를 저항성 전분이 포함된 음식을 먹어도 지방 연소 효과는 지속된다고 한다.

저항성 전분의 효과에 관한 연구를 좀 살펴보자. 저항성 전분이 혈당 개선과 대사 질환을 개선한다는 연구가 상당히 많다. 캐나다 토론토대학, 성미카엘대학에서 진행된 연구에 따르면 저항성 전분은 식이섬유와 유사하게 작용해서 장내에 박테리아의 영양을 공급하고 부트레이트와 같은 단쇄지방산의 생산을 증가한다.

최근 중국 쓰촨대 연구팀은 《영양과 당뇨Nutrition & Diabetes》라
는 저널에 다음과 같은 연구 결과를 발표했다. 분석 결과 저항
성 성분을 섭취하면 공복 혈당, 인슐린 저항성, 인슐린 민감도
가 개선되고 당화혈색소와 LDL 콜레스테롤 수치는 감소하는
것으로 나타났다. 이 외에도 여러 연구에서 저항성 전분은 혈
당 상승을 감소시키고 인슐린 민감도를 개선해서 비만을 포함
한 대사 질환과 혈당 조절에 도움을 주는 것으로 나타났다.

저항성 전분은 어떻게 섭취할 수 있을까? 콩의 섭취를 늘리
면 저항성 전분을 큰 노력 없이도 늘릴 수 있다. 다이어트 때
문에 쌀밥, 감자, 파스타 등을 먹지 말라고 하는데, 그런 음식
을 도저히 포기하지 못하겠다면 저항성 전분을 늘려서 섭취하
길 바란다.

가장 쉬운 방법은 바로 음식을 차갑게 식히는 것이다. 밥을
짓고 감자를 삶고 파스타를 익힌 후에 바로 먹지 말고 한 김
시켜서 차갑게 두었다가 먹으면 저항성 전분의 비중이 늘어난
다. 실제로 밥을 상온에서 식혔을 경우 저항성 전분은 2배, 냉
장고에서 식혔을 때는 3배 증가한다고 한다.

호주 로열 멜버른 공과대학의 한 연구에서는 빵을 만들어서
냉장고에 보관하면 저항성 전분의 함량이 높아진다고 발표했

다. 2015년 스리랑카 연구팀이 미국 화학회에 발표한 내용에 따르면, 조리법의 변화를 통해서 저항성 전분의 함량을 높게 변형할 수 있다.

BBC 뉴스는 안남미에 코코넛오일을 조금 넣어서 밥을 지은 후에 12시간 냉장 보관을 한 다음 재가열을 해서 섭취를 하는 방법을 소개했다. 이렇게 먹었더니 저항성 전분의 양이 일반적인 방법으로 밥을 지은 경우보다 약 3배 더 생성되었다고 한다. 혈당 역시 증가 폭이 낮았다. 최근엔 파스타를 차갑게 식혔다가 다시 데워 먹었더니 저항성 전분이 늘어났다는 연구 결과도 있다.

그럼 우리가 먹는 밥을 저항성 전분이 많은 밥으로 만들 수 있을까? 밥도 차게 식혀 먹으면 된다. 그런데 찬밥 다이어트에도 규칙이 있다. 뜨거운 밥을 바로 냉동하면 제대로 효과를 볼 수는 없다.

먼저 이렇게 해보자. 밥을 지을 때 식용유를 활용한다. 쌀 한 컵당 식용유 한두 티스푼을 넣어야 많은 저항성 성분이 생성될 수 있다.

찬밥 다이어트에서 말하는 찬밥은 실온도 아니고 냉동 밥도 아니다. 그건 바로 냉장 보관된 찬밥이다. 흔히 찬밥을 냉동실에 보관하는 사람들이 많기 때문에 찬밥 다이어트를 오해하는 경우가 있는데, 냉장 보관이 맞다. 저항성 전분은 1도에서 4도 사이에서 가장 활성화되기 때문이다.

간단히 말해서 간편하게 저항성 전분을 섭취하고 싶다면 밥을 냉장실에 넣었다가 12시간 지난 후에 꺼낸 뒤, 전자레인지에 데워서 따뜻하게 먹으면 된다. 한 번 생긴 저항성 전분은 다시 데운다고 없어지지 않는다. 꼭 기억하자. 다이어트에 좋은 찬밥을 만드는 법! 식용유 한두 티스푼 그리고 12시간 냉장 보관이다.

마지막으로 저항성 성분이 많은 음식을 정리해보자. 콩, 현미, 보리, 통밀, 귀리, 듀럼밀 파스타, 감자나 고구마를 익힌 후에 식힌 것, 덜 익은 바나나에 저항성 전분이 많다.

그런데 저항성 전분이 좋다고 이것을 너무 많이 먹으면 불편을 겪을 수 있다. 저항성 전분은 위와 소장에서 소화가 잘되지 않기 때문에 과다하게 섭취하면 소화 불량과 관련된 각종 증상이 생길 수 있다. 특히 복부 팽창과 통증, 설사 등의 과민성 대장 증상이 있거나 염증성 대사 질환이 있는 사람은 주의하길 바란다.

중요한 건 저항성 전분도 많이 먹으면 살찐다는 것이다. 밥

짓는 방법을 바꿔서 줄일 수 있는 칼로리 흡수량과 식후 혈당량은 밥을 줄였을 때 얻는 효과에 비해서는 미미한 수준이다. 냉장고에 식혔다가 재가열해서 먹는 밥 한 공기보다 정상적인 따뜻한 밥 반 공기만 먹는 것이 체중 감량 및 혈당 조절에 더 좋다.

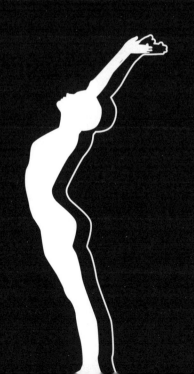

2부

내 몸을
리셋하는
타이밍의 기술

1장

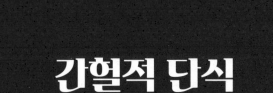

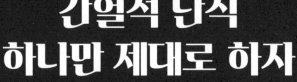

간헐적 단식
하나만 제대로 하자

먹는 순서만
바꿨을 뿐인데

체중 관리를 해야 하는데 운동하거나 식사량을 줄이기 어렵다면 먹는 순서부터 바꿔보는 것이 좋다. 특히 기초대사량이 줄어서 살찌기 쉬운 중장년층은 쉽게 허기가 지는 경우가 많은데, 이런 사람이 시도하면 아주 좋은 방법이다.

먹는 순서를 바꾸면 체중이 줄어든다니, 무슨 원리일까? 이는 혈당과 관련이 높다. 앞서 말했듯 식사를 하면 혈당이 상승하고, 상승한 혈당은 인슐린 분비를 늘리며, 이것이 우리 몸에 지방을 차곡차곡 축적한다. 그리고 혈당 상승의 주범은 탄수화물이다. 그래서 식사 중에 탄수화물을 언제 먹느냐가 상당히 중요하다.

인슐린 분비를 줄이고 혈당을 높이지 않는 음식을 먹는 게 중요하다 보니 '채소를 먼저 먹으면 혈당이 천천히 올라간다'는 사실을 밝힌 연구도 많이 나왔다. 식이섬유가 많이 든 음식을 먼저 먹고 밥과 같은 탄수화물은 나중에 먹자는 것이다.

음식을 섭취하는 순서를 상세하게 정리하자면 다음과 같다.

1. 식이섬유가 풍부한 채소부터 먹는다

소화되는 데 오랜 시간이 걸리는 식이섬유를 먼저 먹으면 혈당이 급격히 올라가는 현상을 막을 수 있다. 혈당이 천천히 올라가야 쉽게 허기지지 않고 배고프지 않아도 음식을 찾는 일이 줄기 때문에 식사량을 줄이는 데 큰 도움이 된다.

또한 식이섬유가 많이 들어 있는 채소는 오래 씹어야 삼키기 편하다. 씹는 횟수가 많아질수록 포만감을 느끼는 중추가 자극돼서 음식을 적게 먹게 되어 있다. 우리가 즐겨 먹는 나물과 김치 등에도 식이섬유가 있다. 그런데 이런 음식이 좀 짤수 있기 때문에 간이 약한 나물무침이나 샐러드 등 저염도 채소부터 먹는 게 좋다.

또한 식이섬유는 먹는 시간이 길기 때문에 전체 식사 시간을 늘리는 데도 도움이 된다. 우리 몸은 식후 20분 정도부터 배가 부르기 시작한다. 따라서 섬유질부터 천천히 씹어 먹으면 전체 식사 시간이 늘어나면서 식사량이 줄어든다.

2. 채소 다음에 단백질을 먹는다

탄수화물을 먹기 전에 단백질 식품을 먹는 것이 좋다. 이는 탄수화물이 몸속에 들어와서 당으로 변했을 때 지방으로 쌓이는 대신에 에너지로 소비되게 만드는 효과가 있다. 단백질은 탄수화물보다 지방으로 잘 변하지 않는다. 그리고 포만감을 더 오래 느끼게 한다. 또한 단백질은 근육이 줄어드는 것도 막기 때문에 반드시 챙겨 먹어야 한다.

콩류와 같은 식물성 단백질을 섭취하면 생선, 육류 등 동물성 단백질을 먹을 때보다 혈당이 천천히 오르는 효과가 있다. 그렇기 때문에 콩, 두부 등에 있는 식물성 단백질을 먼저 먹고 생선이나 육류 등의 동물성 단백질은 그 이후에 먹는 게 좋다. 아울러 불필요한 지방 섭취를 줄이도록 기름에 굽거나 튀기는 조리법 대신에 삶거나 데쳐서 먹는 것이 당 독소도 줄이고 다이어트에 효과적이다.

또한 단백질을 탄수화물보다 먼저 먹으면 혈당이 급격히 높아지는 것을 막을 수 있다. 단백질 섭취가 소화와 관련된 호르몬인 인크레틴을 더 많이 분비하면서 탄수화물이 소장에서 흡수되는 시간을 늘려서 혈당을 개선한다.

3. 마지막으로 탄수화물을 먹는다

밥, 면, 빵, 과일 등 탄수화물은 다이어트 최고의 적이라고 할 수 있다. 혈액 속에 포도당이 갑자기 많아지면 세포 내로 흡수되지 못하고 남은 당이 체지방으로 차곡차곡 쌓인다. 또한 체지방이 쌓이면 내장지방도 늘어나서 외모적인 문제뿐만 아니라 건강을 위협하는 성인병을 유발할 수 있다. 특히 정제된 탄수화물은 섭취 시에 다른 영양소에 비해서 혈당이 급격히 오르기 때문에 주의해야 한다.

따라서 탄수화물은 식사에서 제일 마지막에 먹는다고 생각하자. 식이섬유와 단백질 식품을 먼저 먹고 마지막으로 밥, 빵, 면 등 탄수화물 비율이 높은 음식을 섭취하면 탄수화물 섭취량을 최대한 줄일 수 있다. 탄수화물로 인해서 다이어트를 매번 실패하는 사람이라면 특히 이 식사 순서를 지켜주자.

오사카 시립대의 이마이 사에코今井佐惠子 교수팀은 식사를 할 때 탄수화물보다 채소를 먼저 먹는 것만으로도 최대 절반 이하까지 혈당치를 낮출 수 있다는 연구를 발표했다. 그런데 순서를 지켜서 탄수화물을 제일 나중에 먹더라도 식사를 빨리 하면 혈당치 억제 효과가 떨어진다는 게 같은 연구에서 드러났다. 따라서 채소, 식물성 단백질, 동물성 단백질, 탄수화물 순으로 먹되, 천천히 오랫동안 꼭꼭 씹어 먹자.

하지만 우리가 식사를 할 때 칼로 무 자르듯이 순서를 나눠서 먹는 게 쉽지 않을 수 있다. 그럴 때는 하나만 기억하자. 제일 중요한 건 탄수화물을 나중에 먹는 것이다. 부득이한 상황에서는 이것만 지켜도 성공이다.

예를 들어 꽁치조림 백반을 먹는다고 해보자. 꽁치조림 속의 무를 제일 먼저 먹고, 무친 나물을 먹고, 된장국 속의배추 건더기를 먹고, 꽁치를 먹고 마지막에 밥을 먹으면 된다.

양식을 먹으러 갔는데 감자나 옥수수 등의 사이드메뉴가 나왔다면 어떻게 먹어야 할까? 샐러드를 제일 먼저 먹으면 된다. 채소를 먹고 나서 주 식사인 스테이크를 먹는다. 그다음에 옥수수나 감자를 먹는다. 혹시라도 나중에 밥이나 빵이 나왔다면 그다음에 조금만 먹으면 된다.

일식을 먹을 때도 채소류를 먼저 먹으면 된다. 그다음에 절인 생강이나 절인 장아찌를 조금만 먹고, 생선 회 같은 단백질을 먹고, 마지막으로 밥이나 면을 먹는다.

그러나 아무리 먹는 순서를 잘 지켜도 먹는 양이 어마어마하다면 소용이 없다. 가장 중요한 건 살짝 아쉬울 때 숟가락을 놓는 습관을 들이는 것이다. 먹는 순서를 잘 지키되, 먹는 양도 줄여야 하며 천천히 먹어야 한다.

쉽지만 강력한 다이어트, 간헐적 단식이란?

만약 실천하기 손쉽고 돈도 안 들어가는 다이어트 방법이 있다면 안 할 이유가 있겠는가? 이 방법이 바로 간헐적 단식, 다른 말로 시간제한 다이어트라고 불리는 방법이다. 우리 비만 클리닉에 오는 환자들에게도 나는 간헐적 단식을 적극적으로 권한다.

간헐적 단식을 알아보기 전에 먼저 생체 리듬에 대해서 짚고 넘어가자. 우리 신체의 생체 시계로는 뇌와 말초, 두 가지가 있다. 뇌의 시계는 빛으로 밤낮을 인지하고, 말초의 시계는 음식으로 밤낮을 인지한다.

우리 몸은 원시 시대부터 해가 뜨면 먹고 움직이고, 해가 지면 먹는 것을 중지하고 잠을 자는 생체 시계를 갖고 있다. 그래서 해가 떠 있을 때는 에너지를 소비하고, 해가 지면 에너지를 저장한다. 해가 떠서 빛이 들어오면 우리 뇌는 아침으로 간주한다. 그리고 음식을 먹으면 우리 위장은 아침이나 낮으로 인식한다.

그런데 전기가 발명되고 도시화가 진행되면서 사람들은 밤에도 활발하게 활동하고 야식도 먹게 되었다. 그러면서 우리의 생체 시계에 교란이 생기기 시작했다. 현대인의 비극은 여기서부터 시작된다. 밤에 잠을 못 자게 되면 스트레스 호르몬인 코티졸이 분비된다. 내장 비만을 축적하고 성장호르몬의 분비가 저하되니 근육을 늘리고 비만을 막을 기회를 놓치게 되는 것이다.

이렇듯 렙틴과 인슐린 등의 비만과 연관된 호르몬의 교란으로 인해 우리 몸은 점점 비만을 향해서 전진하게 된다. 더욱이 밤에는 에너지를 저장하고 낮에는 에너지를 발산하던 우리 몸은 밤에 들어온 음식을 고스란히 저장하게 된다. 그래서 비만이 되는 것이다.

낮에는 깨어 있으면서 먹고, 밤에는 먹지 않으면서 잠을 자는 습관을 다시 찾는 것이 간헐적 단식의 목표다. 간헐적 단식은 현대인의 잘못된 식습관, 생활 습관을 바로잡아서 비만으로부터 해방하려고 고안된 것이다. 특히 중년 여성의 경우 갱년기 즈음에 불면증이 생기는 사람이 상당히 많다. 늦게까지 잠을 못 자면 야식의 유혹에 휘말리기 쉽고 음주를 자주 하는 경우도 많아서 간헐적 단식이 더욱 중요하다.

미국 존스홉킨스대학의 마크 맷슨Mark Mattson 교수의 연구에 따르면 간헐적 단식이 대사 전환을 일으켜서 세포 속에 저장된 지방을 에너지로 사용함으로써 세포의 건강을 회복시킨다고 한다.

단식에서 흔히 주목되는 것이 세포의 자가 포식과 인슐린 저항성의 개선이다. 자가 포식은 젊은 세포들이 늙고 병든 세포들을 잡아먹는 것으로, 노화 방지에 도움이 된다. 또 단식을 통해 췌장이 쉬면서 인슐린의 저항성이 개선된다.

그런데 일반적으로 며칠씩 굶는 다이어트를 하는 것은 힘들다. 그래서 주목받은 것이 바로 단식 모방 다이어트다. 단식 모방 다이어트는 며칠씩 굶는 다이어트는 아니지만, 하루 중 일정 시간의 단식 시간을 가지면 단식의 이점을 그대로 가져올 수가 있다. 이 단식 모방 다이어트가 바로 간헐적 단식이다. 이를 통해서 우리는 비만과 여러 질병을 예방할 수 있는 것이다.

간헐적 단식의 실제적인 방법에 대해서 한번 알아보자. 방법은 여러 가지가 있지만 제일 중요한 것은 단식 시간이 최소한 12시간은 넘겨야 한다는 것이다. 최소 12시간의 단식 시간이 있어야만 우리 몸에 체장이 쉬게 되고, 인슐린 저항성이 개선될 수 있다.

가장 기초가 되는 간헐적 단식 방법은 12대 12다. 12시간은 먹고 12시간은 금식을 하는 것이다. 12대 12 방법은 아주 쉽기 때문에 일반인들도 쉽게 할 수 있는 방법이다. 예를 들어 아침 7시에 아침밥을 먹었다면 저녁 7시까지 저녁 식사를 마치고 이후에는 물 외의 음식은 먹지 않는 것이다.

14대 10 방법도 있다. 14대 10 방법은 아침 식사를 아침 9시에 시작을 하고 저녁 식사를 7시에 마치는 것이다.

16대 8 방법도 있다. 예를 들어 아침을 11시에 먹는다면 저녁을 7시에 마치고 이후에 굶는다. 또 다른 방법으로 아침을 8시에 먹는다면 오후 4시 정도에 저녁을 먹고 이후에 금식하면 된다. 이렇게 하면 16대 8이 된다.

또한 5대 2 방식은 5일을 먹고 이틀을 단식하는 것이다. 간헐적 단식의 시간은 정해진 것은 아니니 본인에게 맞게 하면 된다.

간헐적 단식의 효과를
최대로 끌어올리는 법

간헐적 단식은 상당히 좋은 다이어트 방법이지만 이를 잘못된
방법으로 실행하여 건강에 되레 안좋은 영향을 끼치는 사람도
있다. 간헐적 단식을 제대로 실행하고 싶다면 아래 8가지 법
칙을 기억하자.

1. 일단 시작하라

간헐적 단식, 시간제한 다이어트를 시작하기 전에 공부를
아주 많이 하는 사람이 있다. 세포 수준에서 분자 유전학적으
로까지 공부하는 경우가 있는데, 그런 공부는 과학자나 의학
자들에게 맡기고 일단 실행하라.

간헐적 단식은 실천적인 다이어트 방법이다. 그러니 마음먹
었다면 바로 시작하면 된다. 너무 시작하면 몸에서 좋은 변화
는 분명히 일어난다. 그러면 내 몸에 왜 이런 변화가 일어났는
지 차근차근 공부하면 된다. 시작이 반이라고 시작하면 반은
성공한 것이다.

2. 간헐적 단식에 정답은 없다

앞서 말했듯 16대 8, 5대 2 등 여러 가지 방법이 있는데 자기에게 맞는 방법을 찾으면 된다. 무리하게 남들이 하는 방법을 따라가다가는 내 몸과 마음이 지칠 수도 있다.

미라클 모닝이 유행한다고 스스로의 몸의 리듬을 고려하지 않고 아침부터 일어나 호들갑을 떨 필요는 없다. 본인의 스타일이 종달새형 인간이 아니라 올빼미형 인간이라면 무리하게 아침형 인간이 되겠다고 새벽에 일어날 경우 생활 리듬이 깨져서 하루 종일 더 힘들 수 있다.

따라서 제일 먼저 해야 할 일은 자인의 스타일과 생체 리듬을 제대로 파악하는 것이다. '나는 새벽형 인간인가? 야간형 인간인가?'를 먼저 파악해야 한다. 그러면 아침을 일찍 먹고 저녁을 굶는 것이 나한테 편한가? 또 나한테 맞는가? 아침을 굶어도 되고 또 저녁을 늦게까지 먹는데 나한테 좋은가? 이런 것을 고민해볼 필요가 있다. 간헐적 단식에는 정답이 없다. 자신의 스타일과 생체 리듬 그리고 상황에 맞게 하면 된다.

3. 생체 시계에 맞춰서 낮에는 먹고 밤에는 금식하자

종달새형 인간이든 올빼미형 인간이든 본인에게 맞게 진행하는 것이 중요하니 저녁에 늦게 먹어도 된다고 생각할 수 있다. 그런데 여러 연구를 보면 해가 떠 있을 때 먹고 해가 지면 먹지 않는 방식의 간헐적 단식이 가장 효과가 좋았다. 올빼미형 인간에게 무리하게 새벽에 일어날 것을 권하지는 않겠지만, 해가 뜰 때 일어나서 식사가 가능한 사람이라면 아침 첫 식사는 해가 뜨는 시간에 시작하는 것이 제일 좋다.

밤에 일하는 사람이라면 이러한 사이클을 맞추기가 쉽지 않으니 예외다. 그러나 그런 경우가 아니라면 식사 허용 시간을 굳이 밤에 잡을 필요는 없다. 간식과 야식을 금하고 하루 세 끼만 먹자. 텔레비전이나 유튜브만 켜면 나오는 자극적인 음식의 유혹, 휴대폰만 켜면 밤늦게도 달려오는 배달 앱, 그 외의 술자리 등은 피하는 것이 좋다. 술자리를 너무 좋아하는 사람이라면 마음과 몸을 좀 더 자연의 리듬에 맞게 돌리려고 노력해보자.

한 가지 팁은 간식이 먹고 싶어지는 시간에 알람을 맞춰놓는 것이다. 보통 저녁을 먹고 나서 9시 반쯤 뭔가 먹고 싶다면 그 시간에 '야식은 독이다'라고 써서 알람을 맞춰놓고 보자. 스스로 의지를 다잡을 수 있는 좋은 방법이다.

4. 간헐적 단식을 악용하지 말자

주기적인 폭식을 위해서 간헐적 단식을 하는 사람도 있고, 정제 탄수화물을 먹거나 낮술을 마시려고 간헐적 단식을 악용하는 사람이 간혹 있다. 그러나 간헐적 단식을 이렇게 악용하면 안 된다. 식사 허용 시간에 아무거나 먹으려고 한다면 현 체중을 유지하는 것으로 그칠 것이다.

5. 단식 후 첫 끼니에 주의하자

간헐적 단식을 하는 많은 사람 중 많은 사람이 단식 기간에 꾹 참았다가 단식이 끝나면 먹고 싶었던 음식을 허겁지겁 먹는다. 그중에서도 정제 탄수화물을 많이 먹는다. 그런데 이렇게 하면 안 된다.

우리의 몸은 긴 단식 시간 동안 인슐린이 아주 잠잠해진 상태로 지낸다. 그런데 식사 허용 시간이 됐다고 갑자기 고탄수화물 식사가 갑자기 들어온다면 어떻게 되겠는가? 혈당 스파이크를 일으켜 지방을 축적한다. 연구에 따르면 혈당 스파이크는 단식 시간이 길어질수록 더 강하게 나타난다고 한다.

따라서 간헐적 단식이 끝나고 첫 끼니를 먹을 때는 정제 탄수화물을 피하고 단백질과 양질의 탄수화물, 지방을 적절히 먹어야 한다. 그래야 혈당 스파이크와 인슐린의 폭발적인 분비를 막아서 지방이 축적되지 않는다.

6. 아침 식사는 중요하다

간헐적 단식을 16대 8로 하면 아침부터 8시간밖에 식사할 시간이 없다 보니 아침 식사를 해야 하나 말아야 하나 고민하는 사람이 많다. 이런 경우에도 아침 식사는 굉장히 중요하다. 그리고 아침 식사를 이르게 당길수록 간헐적 단식의 효과가 커진다.

그렇기 때문에 가급적이면 아침은 꼭 챙겨 먹도록 하자. 자신에게 맞는 아침 식사 시간을 정하고 그에 맞게끔 16대 8, 14대 10 등과 같은 간헐적 단식을 적용해보면 된다.

그렇다고 해서 평생 아침을 안 먹던 사람이 무리하게 아침 식사를 할 필요는 없다. 간헐적 단식은 상당히 유연한 다이어트 방식이기 때문에 아침을 먹을 건지 말 건지에 대해서도 사실 딱 떨어지는 정답은 없다. 자신에게 맞는 쪽을 택하면 된다. 아침을 안 먹었을 때 하루가 너무 힘든 사람이라면 아침을 먹고, 아침을 안 먹던 사람이라면 무리하게 아침 식사를 할 필요는 없다.

7. 식사 허용 시간에 제대로 먹어야 한다

간헐적 단식 효과를 최대로 누리기 위해서는 식사 허용 시간에 양질의 영양소를 적절하게 먹어야 한다. 간헐적 단식은 식사 허용 시간을 단축함으로써 다이어트 효과를 극대화하는 것이지 음식량을 무조건적으로 줄이자는 게 아니다.

따라서 올바른 간헐적 단식을 실천하기 위해서는 식사 허용 시간에 제대로 된 식사를 해야 한다. 많이 먹는 게 아니라 정제 탄수화물을 금하고 양질의 탄수화물과 지방 그리고 단백질을 챙겨 먹자. 특히 근 손실을 방지하고 기초대사량 감소를 방지하기 위해서는 양질의 단백질이 무엇보다 중요하다. 또한 미네랄과 섬유질의 보충을 위해서 채소나 나물류 등을 충분히 먹고 물도 하루 2리터 이상 마시자.

8. 운동은 간헐적 단식을 더욱 성공으로 이끈다

운동을 하면 기초대사량이 증가하고 에너지 발산도 더 커진다. 자연히 다이어트 또한 성공할 확률이 커진다. 유산소 운동, 근력 운동 다 좋으니 본인에 맞는, 본인이 좋아하는 운동을 하라. 중요한 것은 의지다. 의지를 활활 타오르게 하자.

사람이 완벽할 수는 없다. 예를 들어 16대 8의 간헐적 단식을 하고 있었는데 식사 시간 이후에 뭔가를 먹게 됐다고 해보자. 물론 이런 일이 없으면 좋겠지만, 그렇다고 너무 좌절할 필요는 없다. 다시 한번 마음 다잡고 시작하면 된다. 실수는 절대 실패가 아니다. 실수했다고 해서 너무 실망하거나 좌절하지 말자.

간헐적 단식은 악순환을 선순환으로 바꾸는 좋은 다이어트 방법이기도 하다. 다이어트를 할 때마다 실패하는 사람들, 폭발할 것 같은 식욕을 가진 사람들은 우선 성공 경험을 하는 게 중요하다. 보통 비만 클리닉을 찾는 사람들을 보면 살찌니까 움직이기 싫고, 그래서 운동을 안 하면서 먹어서 살찌는 악순환을 반복한다.

이런 사람들이 저녁 7시부터 다음 날 아침까지 아무것도 안 먹어보면 다음 날 일어나서 몸이 가벼워지고 체중도 빠지는 걸 경험한다. 그러면 긍정적인 마음이 생겨서 운동까지 시작한다. 이렇게 간헐적 단식으로 시작한 조그마한 성공이 이어지다 보면 다이어트는 물론 건강한 몸을 만드는 선순환이 형성될 수 있다. 간헐적 단식을 실천해서 비만으로 가는 악순환의 사이클에서 벗어나자.

운동도 간헐적으로,
고강도 인터벌 트레이닝

간헐적 단식처럼 새로운 패러다임의 운동법은 없을까? 그것은 바로 '고강도 인터벌 트레이닝'이다. 고강도 인터벌 트레이닝과 간헐적 단식을 결합하면 더 효과적으로 다이어트를 할 수 있다.

먼저 용어 정리를 하고 넘어가자. 고강도 인터벌 트레이닝(High-intensity interval training)는 줄여서 HIIT라고 하는데, 여기서는 편의상 HIIT라고 부르겠다. HIIT는 고강도 운동을 짧은 시간 동안 반복하면서 사이사이에 휴식 또는 저강도 운동을 하는 운동법이다.

간헐적 단식은 시간제한 다이어트(Time restricted eating), 줄여서 TRE라고 한다. TRE는 앞서 말했듯 정해진 시간 이외의 시간대에는 음식 섭취를 제한하는 식이요법이다.

최근 TRE와 HIIT를 병행하면 비만 또는 과체중 여성의 심장 대사와 건강 개선에 장기적으로 도움을 줄 수 있다는 연구 결과가 학술지 《셀 메타볼리즘Cell Metabolism》에 실렸다. 연구팀은 비만 또는 과체중 여성 131명을 무작위로 4그룹으로 배정해서 TRE와 HIIT 병행, TRE 단독, HIIT 단독 대조군으로 분류했다. HIIT는 일주일 동안 트레드밀을 세 세션 진행하는 것으로 구성했다. TRE는 하루 24시간 중에서 정해진 10시간 동안만 칼로리를 섭취하도록 설계했다.

연구는 총 7주간 진행되었다. 연구원들은 참여자들의 혈당 조절 및 심장 대사 건강을 평가하기 위해서 각종 검사를 시행했는데, 검사 결과 TRE와 HIIT를 병행하거나 단독으로 시행하더라도 대조군과 비교했을 때 혈당 변화에는 큰 차이가 없었다.

그러나 TRE와 HIIT를 병행한 그룹은 당화혈색소 수치가 감소한 것으로 나타났다. 당화혈색소는 혈당에 결합한 적혈구 내 헤모글로빈을 의미하는데, 이는 측정 2~3개월 간의 혈당 및 장기적인 혈당 조절 능력을 반영하는 수치다.

추가로 대조군을 제외한 나머지 세 그룹에서는 전체 체중 및 내장지방이 감소한 것으로 나타났다. 특히 TRE와 HIIT를 병행한 그룹은 TRE 또는 HIIT를 단독으로 시행한 그룹보다 전체 지방량 및 내장지방량이 더 많이 감소했다.

이 연구에서 우리가 주의깊게 봐야 할 것은 TRE나 HIIT를 단독으로 해도 다이어트와 건강에 도움이 되지만, TRE와

HIIT를 함께하면 시너지 효과를 내서 다이어트와 건강에 몇 배의 도움을 줄 수 있다는 것이다. 간헐적 단식과 고강도 인터벌 트레이닝은 시너지 효과를 일으키면서 상당히 좋은 다이어트 효과를 낼 수 있다.

바쁜 현대인들은 시간을 내야 한다는 스트레스가 참 많다. TRE는 이런 스트레스를 줄이는 방법이기 때문에 더욱더 추천한다. HIIT는 구석기 시대의 원시인들의 신체 활동과 비슷하다. 이들은 사냥과 채집을 위해서 먼 길을 걸어 다니다가 간혹 사냥감을 만나면 죽기 살기로 싸우거나 전력을 다해서 뛰었다. 구석기 원시 인류와 동일한 유전자를 가진 현대인들도 15분 정도만 투자해서 전력으로 뛰는 운동을 하는 것이야말로 건강 유지와 다이어트에 큰 도움이 된다.

그럼 HIIT는 어떻게 하면 좋을까? 1~2분간 트레드밀에서 전력으로 뛰거나 사이클을 열심히 전력으로 타고, 30초 내지 1분간은 휴식을 취하는 것을 5세트 정도 하면 된다.

유산소 운동을 하면 지방이 많이 연소된다. 그러나 HIIT는 운동하지 않는 나머지 시간 동안에도 지방을 연소하게 해주는 운동법이기 때문에 짧은 시간 동안 체중 감량을 하는 데 아주 효과적이다.

이미 간헐적 단식을 하고 있는가? 그럼 고강도 인터벌 트레이닝을 병행해보자. 다이어트도 훨씬 잘 되고 건강도 증진하는 아주 좋은 방법이 될 것이다.

2장

힘 빼지 말고
방식만 바꿔라

식후 30분 이것을 하면
한 달에 3kg이 빠진다

막상 운동을 하려고 결심하면 '어떤 운동을 하지? 어떤 헬스장을 끊지? 또 요가나 필라테스 중 무엇이 더 좋지?' 등 많은 고민을 하게 된다. 운동에 따라오는 비용도 생각하기 마련이다.

여기 비용도 안 들고 아주 쉽지만 확실한 체중 감량을 보장하는 다이어트 방법이 있다. 식후에 이것만 하면 한 달에 3kg이 빠진다는 연구 결과가 있다. 이것은 과연 무엇일까?

그것은 바로 식후 걷기다. 너무 흔한 방법이라 뻔하다고 생각할 수 있다. 하지만 문제의 답은 의외로 쉬운 곳에 있다. 식후 바로 걷기는 체중 감량과 식후 혈당 상승 억제라는 두 가지 효과가 있다는 것이 과학 연구로 입증되었다. 2011년《인터내

셔널 저널 오브 제너럴 메디슨International Journal of General Medicine》에
식후 걷기를 통해서 한 달 후 3kg을 감량했다는 연구 결과가
발표되었다.

이 연구는 참가자 2명을 상대로 동일한 조건에서 2회에
걸쳐 진행됐다. 2명이 한 달 동안 점심, 저녁 식사 후 30분
동안 걸었을 때 변화를 살펴보는 것이 연구의 골자였다. 단 여
기에서 하루 섭취 칼로리는 동일했다. 참가자 A는 숨이 찰 정
도로 빠르게 걷고, 참가자 B는 산책하듯이 천천히 걷는 것으
로 비교 실험을 했다.

그 결과 점심, 저녁 식사 후 쉬지 않고 바로 빠르게 걸은 A
는 한 달 후 3kg을 감량했고, 천천히 걸은 B는 한 달 후 1.5kg
을 감량했다. 두 사람 모두 체중 감량은 했지만 체중 감량의
수치에 차이가 있는 것이다.

이 연구의 결과를 보면 식후 걷기는 다이어트에 효과가 분
명히 있다. 그리고 천천히 설렁설렁 걷는 것보다는 빨리 걷는
게 훨씬 더 다이어트에 효과가 좋았다.

다른 연구를 하나 더 보자. 2017년 한 연구 결과에 따르면,
식사 후에 혈당 증가는 90분 이내에 최고에 이른다고 한다. 그
러니까 식사하고 20분 후에는 운동을 시작해야 혈당 상승과

혈당 스파이크를 막을 수 있다는 말이다.

식후에 걷는 것뿐만 아니라 걷기 자체만으로도 중성 지방을 낮추고 체중 감량을 도우며 신진대사를 활성화해서 혈액 순환에 도움을 준다. 또 스트레스 레벨을 낮춰서 수면의 질 향상에 좋다는 연구가 아주 많다.

2016년 유럽 당뇨병 연구협회의 공식 저널인《다이아베톨로지아$_{Diabetologia}$》에 발표된 또 하나의 연구를 보자. 제2형 당뇨병 환자 41명을 대상으로 한 연구다. 아무 때나 식후 30분 걷기를 한 그룹과 아침, 점심, 저녁에 하루 세 번 식후 10분 동안 걷기 운동을 한 그룹을 비교 연구한 결과, 식후 10분 동안 걷기가 혈당 상승에 더 효과적이며 식후 혈당이 평균 12%에서 최대 22%까지 감소하는 것으로 나타났다.

특히 식후 걷기는 하루 세 번 중에 저녁에 하는 것이 더욱 효과적이라는 것이 나타났다. 아마도 아침, 점심보다는 저녁에 혈당을 올리는 탄수화물 섭취가 더 많아지는 경향이 있기 때문일 것이다. 또 저녁 식사 후에는 보통 움직이지 않고 쉬려고만 하기 때문에 이런 결과가 나왔을 것이라고 연구진은 추측했다.

다이어트를 위해서 큰돈을 쓰고 시간을 들이는 경우가 많다. 그런데 30분 걷기만으로 3kg의 체중 감량을 이룰 수 있다면 해볼 만하지 않을까? 다이어트는 지속 가능해야 한다. 단시간에 끝낼 것이 아니라 다이어트가 삶에 녹아들어야 한다. 이렇게 지속 가능한 대표적인 다이어트가 바로 식후 걷기라고 할 수 있다.

식후 30분 걷기는 누구나 어디에서도 할 수 있는 행동이다. 30분이 부담스럽다면 10분 걷기 운동부터 시작해도 좋다. 특히 당뇨 환자들에게 식후 운동은 최고의 운동 습관이다. 밥을 먹고 나면 눕거나 텔레비전을 보는 대신에 집 주변을 가볍게 도는 것을 습관화하길 바란다. 간단한 방법이지만 걷기 운동의 효과는 클 것이다.

나 또한 24시간 혈당 측정기를 내 몸에 착용하고 혈당의 추이를 살펴보면서, 저녁 식후에 혈당이 아주 많이 올라가고 혈당 스파이크까지 가끔 나타나는 것을 보면서 많이 놀랐다.

나는 저녁 식후에 혈당이 많이 올라가는 것을 막기 위해서 저녁을 먹자마자 즉시 밖으로 나가서 30분 정도를 걸었다. 그랬더니 운동 몇 분 후부터 혈당이 점점 떨어지기 시작하더니 더 이상 혈당이 올라가지 않고 그대로 유지되었다. 이렇듯 식후에 바로 걷는 것 자체가 상당히 중요하다.

그런데 식후 걷기 운동을 주의해야 할 사람도 있다. 심혈관
계 질환이 있거나 심장이 안 좋은 사람은 식후 걷기 운동을 무
리하게 하면 안 된다. 식후 걷기가 심장의 혈액 순환을 방해할
수 있기 때문이다. 당뇨병을 앓고 있어서 심장에 합병증이 있
거나 뇌혈관 질환을 앓고 있다면 식후에 바로 나가서 걷는 것
은 주의하자.

간식은 이렇게 먹어라

사실 간식은 안 먹는 게 제일 좋다. 하지만 간식을 너무 절제
하면서 우리 몸에 스트레스를 주면 오히려 건강에 악영향을
미치게 되는 경우도 있다. 그렇기 때문에 간식이 간절히 당길
때는 일단 참고 고비를 넘기려고 노력해보되, 그 음식이 너무
당겨서 스트레스가 심하고 그 생각 때문에 잠도 안 올 정도라
면 어느 정도는 먹는 게 좋다.

건강한 사람이 다이어트를 한다면 간식을 그냥 먹고 그만큼
운동을 하면 된다. 하지만 비만으로 인해 건강에 문제가 온 환

자나 다이어트를 정말 열심히 하고자 하는 사람은 간식을 먹는 데에도 상당히 주의를 기울여야 한다.

우리 세포는 혈당을 에너지원으로 사용하는데, 혈액 속의 혈당을 세포로 들어가게 해주는 것이 인슐린의 역할이다. 인슐린은 우리가 음식을 먹으면 분비된다. 그리고 탄수화물을 에너지원으로 저장하는 역할을 한다.

식사를 하루 세 번을 하고 다른 음식을 안 먹는 사람들은 하루에 세 번 정도 인슐린이 나온다고 생각하면 된다. 그 외의 시간에는 인슐린이 쉬게 된다. 인슐린은 췌장에서 나오기 때문에 음식을 섭취하지 않을 때 췌장이 쉴 시간이 주어지는 것이다.

그런데 하루 세 번 식사를 하고 간식을 세 번 먹었다고 해보자. 그러면 하루 세 번만 나와서 일을 하고 쉬면 되는 인슐린이 여섯 번 일하게 되는 것이다. 즉 인슐린이 과도하게 일을 하게 되니 췌장이 지치게 된다.

비만, 특히 복부비만은 인슐린 저항성의 문제를 일으킨다. 인슐린 저항성은 인슐린에 대한 우리 몸의 반응이 정상적인 기준보다 감소돼 있는 상태를 뜻한다. 인슐린 저항성이 커지는 건 문이 굳게 닫혀서 안 열리는 것과 같다. 그러면 인체에서는 이미 포도당이 충분한데도 불구하고 계속 인슐린을 만들어낸다. 여러 사람이 계속 달려들어서 문을 열려고 하는 상태와 비슷하다고 보면 된다.

인슐린 저항성이 늘어나 인슐린이 계속 만들어지면 그로 인해 췌장에서는 인슐린을 만들어내는 베타 세포가 과부하가 되고 각종 성인병이 일어나는 원인이 된다. 몸에 에너지가 충분한데도 계속 단 음식이 당기는 것도 인슐린 저항성이 높아졌을 때의 증상이라고 생각할 수 있다.

인슐린 분비를 정상화하려면 어떻게 해야 할까? 먼저 체지방을 감소시켜야 한다. 그리고 근육량을 증가시켜야 한다. 그러기 위해서는 규칙적인 식습관을 가지는 것이 중요하다. 하루에 인슐린을 규칙적으로 적당하게 분비하는 게 다이어트의 목표고 핵심이다. 결국 간헐적 단식도 식사하는 총시간을 줄여서 인슐린을 안정화하는 데 목표를 두는 것이니 말이다.

간식은 언제 먹는 게 좋을까? 인슐린 분비의 관점에서 보면 간식을 안 먹는 게 제일 좋다. 하지만 간식을 못 먹어서 너무 스트레스 받는다고 하면, 식사 시간에 맞춰서 같이 먹자. 예를 들어 다이어트 중에 '요만한 초콜릿 하나만 먹었으면 소원이 없겠다'라는 생각이 든다면, 초콜릿을 하나 먹고 식사를 하든,

식사를 하고 초콜릿을 먹든, 아니면 식사 중간에 초콜릿을 먹든, 식사와 같이 먹는 것이다.

왜냐하면 식사 사이에 초콜릿을 먹으면 그때 또 인슐린이 나와서 일을 해야 하기 때문이다. 게다가 초콜릿은 정제 탄수화물이기 때문에 인슐린이 과다하게 분비된다. 그러면 피곤해서 초콜릿을 하나 먹었는데 오히려 더 피곤하고 처지는 결과가 생긴다. 이런 경우 벌써 인슐린 저항 단계에 들어섰다고 보면 된다.

그러므로 간식을 꼭 먹어야겠다면, 다른 시간에 먹지 말고 식사와 함께 먹을 것을 권한다. 그렇게 함으로써 우리 몸이 너무 스트레스받지 않으면서 다이어트를 더 열심히 해나갈 힘을 얻을 수 있을 것이다.

슬기로운 음주 생활

다이어트하면서 술을 마시는 건 분명히 문제가 있다. 하지만 사회생활을 하다 보면 술을 완전히 금하기 어려운 것도 현실이다. 과연 술 마시면서 다이어트하는 방법이 있을까?

먼저 술의 칼로리를 한번 알아보자. "술은 칼로리가 없다"라는 말을 많이 하는데 이건 잘못된 얘기다. 알코올은 1g당 7kcal의 에너지를 낸다. 이는 우리가 알고 있는 탄수화물이나 지방 1g보다도 더 고열량이다.

술의 종류에 따라서 열량도 달라진다. 소주 한 잔이 55kcal, 맥주 한 캔이 88~100kcal, 와인 한 잔이 120kcal, 막걸리 한 사발이 100kcal 정도의 에너지를 낸다. 소주 한 병을 마시면 밥 1.5 공기를 먹은 것과 비슷한 열량을 섭취하게 된다. 맥주 한 병을 마시게 되면 밥 반 공기, 생맥주 500cc 한 잔을 마시면 밥 3분의 2공기 정도를 먹은 것과 같다.

술을 반드시 멀리해야 하는 이유를 구체적으로 정리하자면 다음과 같다.

1. 간 손상

술을 마시면 우리 몸은 알코올을 독성 물질로 인지하게 된다. 그래서 알코올을 최대한 없애기 위해서 다른 영양소보다 먼저 이 독성 물질을 제거하는 데 온 힘을 기울인다. 그렇기 때문에 간이 술을 분해하는 동안 자기 순서를 기다리던 지방이나 탄수화물은 미처 분해되지 못하고 그대로 간이나 내장에 축적된다.

2. 과식

술을 마시면 식욕을 조절하는 뇌의 시상하부에 영향을 미친다. 그래서 식욕을 촉진한다. 술을 마시면 자기도 모르게 자꾸 기름진 음식을 먹게 되고 과식을 하게 되는 이유다.

3. 다이어트 방해

술을 마실 때는 주로 고칼로리의 기름진 안주들과 같이 먹게 된다. 이것 자체가 다이어트를 방해하는 요소가 될 수 있다.

4. 지방 축적

보통 밤늦게 술을 마시므로 먹은 칼로리들을 소비하지 못하고 그대로 잠이 든다. 이는 비만을 유발하는 원인이 된다.

5. 수면 방해

술을 마시면 수면 패턴이 망가진다. 잠을 잘 자야 다이어트와 건강 유지 관리에 도움이 되는데 기초부터 망가지는 것이다. 술을 마시면 잠이 잘 온다고 생각하는 사람도 많은데 빠르게 잠들 수는 있어도 수면의 질은 분명히 떨어진다. 그렇기 때문에 술을 마시고 잠을 자게 되면 피곤함은 2배가 되고 지방 또한 2배가 된다.

6. 운동 방해

술을 마시는 동안에는 움직임이 거의 없다. 보통 가만히 앉아서 술을 마신다. 운동을 못하게 되니 당연히 칼로리 소비가 적어질 수밖에 없다.

7. 과음

우리나라 사람들이 특히 서로 술을 권한다. 그러다 보니 자제하기 힘든 경우가 많다. '오늘은 정말 조금만 마셔야지' 생각하고 나갔는데 만취해서 들어오는 사람이 많을 것이다.

8. 근 손실

술은 운동으로 인한 근육의 지방 대사를 방해해서 근 손실을 일으킨다. 그래서 열심히 운동하면서 몸을 만드는 사람은 술을 많이 마시지 않는다.

9. 저혈당

술은 당 대사를 방해한다. 그래서 저혈당에 빠지게 되고, 배고픔을 느끼게 해서 폭식하게 되는 악순환을 겪는다.

최근 한림대 춘천 성심병원 가정의학과 연구팀이 국내 젊은 여성들을 대상으로 비만 여부와 생활 습관을 분석했다. 그랬더니 한 번에 술을 다섯 잔 이상씩 일주일에 두 번 이상 마시는 젊은 여성들은 비만의 위험이 1.7배가 높다는 놀라운 결과가 나왔다. 이렇듯 술은 비만과 떼려야 뗄 수 없는 관계라고 볼 수 있다.

무엇보다 술은 우리가 제일 싫어하는 복부 비만을 일으킨다. "맥주 마시면 똥배 나온다"라는 말을 들어봤을 것이다. 맞는 말이다. 술은 지방 산화를 억제하고, 산화되지 않은 지방이 복부에 축적된다. 또 스트레스 호르몬인 스테로이드 호르몬이 나와서 지방을 복부에 계속 축적하는 악순환이 생긴다.

술은 칼로리가 높지만 영양소가 아니다. 그렇기 때문에 만성적인 음주를 즐기다 보면 영양 불균형이 일어나 건강에 여러 가지 문제가 생길 수 있다. 그렇다고 술을 완전히 끊을 수도 없고 다이어트는 해야 하는 상황인 사람이 많을 것이다.

현명하게 술을 마시면서 다이어트하는 방법에는 과연 어떤 것이 있을까?

1. 술자리 전에는 배를 든든히 하라

빈속에 마시는 술은 혈당을 급격히 올려서 더 빨리 배고프게 만든다. 그래서 허겁지겁 먹는 자신을 발견하게 된다.

그러므로 술자리 가기 전에는 반드시 적당하게 배를 채우고 가는 게 좋다. 나의 경우에는 좀 허기가 진다고 느끼면 바나나 하나나 단백질 바 같은 것을 먹고 술자리에 간다. 그러면 식욕이 줄어서 안주를 많이 먹지 않는 데 도움이 된다.

2. 한 번에 많이 마시지 마라

술을 한 번에 원샷 하고 많이 마시면 안 된다. 과음이나 원샷을 하면 갑작스럽게 혈중 농도가 올라간다. 그러다 보면 본인도 모르게 술에 취해서 자꾸 과식하는 악순환이 반복될 수 있다.

3. 술 마신 다음 날에는 정상 패턴으로 빨리 돌아가라

술을 마실 땐 좋았는데 다음 날 아침에 엄청난 후회가 밀려

온다. 이제 다이어트 망했다고 생각하면서 의기소침해질 수 있다. 그러지 말고 다음 날에도 그전에 했던 다이어트 식습관과 운동 습관대로 빨리 돌아가는 게 좋다.

4. 안주를 잘 선택하라

잘 알다시피 지방은 되도록 멀리해야 한다. 기름기 많은 음식은 안 좋다. 그리고 탄수화물도 주의해야 한다. 탄수화물 많은 음식을 특히 맥주와 자주 먹는 사람이 많은데 이는 다이어트에 좋지 않다. 그나마 괜찮은 안주로는 과일, 샐러드, 단백질 종류가 있다.

5. 물을 많이 마셔라

술이 우리 몸에서 분해가 되려면 물이 필요하다. 술 마신 다음 날 목이 많이 마른 게 이 때문이다. 술 마시는 중간에도 물을 많이 마셔야 술도 덜 취하고 술이 몸에 축적되면서 끼치는 나쁜 영향을 피할 수 있다.

6. '혼술'하지 마라

혼자 술을 마시는 건 좋지 않다. 특히 혼술하는 사람들 중에 우울감에 시달리는 사람도 많다. 환자들을 만나보면 주부들 중에 혼술을 즐기는 사람도 의외로 많은데, 집안일을 끝내놓고 가족이 다 잠든 후에 혼자 텔레비전 보면서 술을 홀짝홀짝 마시면서 하루의 스트레스를 푼다고 한다. 그게 유일한 낙이라는 사람도 있다. 하지만 술보다는 칼로리 없는 무나 당근 같은 채소를 먹으면서 텔레비전을 보거나 운동 등의 다른 취미를 가지려고 노력해보자.

비만 클리닉에서 비만 약을 처방받아서 먹고 있는데 술을 마셔야 하는 상황이 생겼다면 어떻게 해야 할까? 식욕 억제제를 먹으면서 술을 먹는 경우에 급성 알코올 중독 증상이 생길 수 있다.

이렇게 되면 평소보다 훨씬 술에 더 빨리 취하고 갑작스럽게 의식을 잃을 수도 있다. 그리고 또 너무 폭식을 해서 다음 날 너무나 힘든 상황이 닥칠 수 있다. 그렇기 때문에 비만약이나 식욕 억제제를 먹는 경우에는 평소에 먹는 음주량보다 반이상으로 줄이는 게 좋다. 되도록이면 술을 안 마시는 게 좋지만 그래도 꼭 술을 마셔야 되는 자리가 있다면 평소보다 아주 조심스럽게 마실 것을 권한다.

또한 비만 약과 술이 어떤 반응을 일으켜서 여러 가지 증상을 나타낼 수 있다. 이런 부분도 주치의와 충분히 상의해서 미리 인지하자. 나의 경우에는 꼭 술을 마셔야 하는 상황이라면 그날은 비만 약을 먹지 말 것을 권장한다. 그리고 술을 최대한 적게 마실 것을 당부한다.

치팅데이를
올바르게 활용하라

치팅데이라는 말은 '속이다'라는 의미의 치팅$_{cheating}$과 데이$_{day}$가 합쳐진 말이다. 일주일에 한 번 또는 열흘에 한 번 정도 날을 잡아서 다이어트하느라 못 먹었던 음식을 먹는 날을 말한다. 일정 정도 보상을 준다고 생각하는 것이다.

치팅데이는 식욕 조절로 나타난 스트레스를 제거해서 오히려 다이어트의 효과를 보게 하는 것이 목적이다. 너무 적게 먹게 되면 신진대사가 떨어지고 몸에서는 스트레스를 받는다. 그러다 보면 오히려 다이어트에 방해가 되는 경우가 있기 때문에 이를 막고자 우리 몸에 치팅데이라는 선물을 준다고 생각하면 된다.

스트레스와 비만에는 분명히 상관관계가 있다. 스트레스를 받으면 스트레스 호르몬인 코르티졸이 분비된다. 그러면 우리 몸에서는 혈당을 올리려고 하고, 그로 인해 단 음식이 당기는 악순환이 생긴다.

또한 스트레스를 받으면 호르몬의 변화로 대사 기능에도 이상이 생겨서 다량 분비된 코티졸이 인슐린 능력을 교란한다. 그러면 심혈관계까지 문제를 일으키게 된다. 즉 스트레스를 받으면 살이 찔 수밖에 없는 환경이 만들어지는 것이다. 그래서 다이어트로 인해 생기는 스트레스를 또 먹는 것으로 푸는 건 좋지 않다.

치팅데이를 올바르게 활용하는 법에 대해 알아보자. 치팅데이는 자신의 식욕을 잘 관찰하고 달래는 시기라고 할 수 있다. 원하는 음식을 마음껏 먹기보다는 내가 그동안 못 먹어서 스트레스를 받았던 음식을 잠시 먹는다고 생각하면 좋겠다.

치팅데이라고 해서 피자, 치킨, 햄버거 등의 고지방, 고열량 음식을 마구 먹는 것이 괜찮을까? 그렇지 않다. 치팅데이를 악용하지는 말아야 한다. 치팅데이를 갖는다고 해서 막무가내로 먹는다고 생각하면 안 된다.

치팅데이는 절대 폭식데이가 아니다. 다이어트 중이라면 본인의 기초대사량에 해당하는 칼로리 이상은 절대 섭취하면 안 된다.

지속된 다이어트로 인해서 소화 기능이 저하된 상태에서 갑작스럽게 고지방, 고단백 식사를 무리하게 하게 되면 위장에 무리를 일으킬 수 있다. 따라서 소화가 잘되는 탄수화물 정도의 간식을 먹으면서 기본적으로 본인이 감당할 수 있을 정도의 치팅데이를 갖는 것이 중요하다.

올바른 치팅데이를 가지려면 먹고 싶었던 음식을 하루 종일 먹는 것보다는 하루 목표로 정한 칼로리에서 10% 정도를 먹고 싶은 음식으로 먹는 게 좋다. 하루 정도 다이어트 식단을 지키면서 부족했던 영양 성분을 먹거나 정말 먹고 싶은 것들을 폭식하지 않되 기분이 좋아질 정도로만 먹어야 한다.

간헐적 단식을 하고 있다고 한다면 식사하도록 정해놓은 시간 동안 치팅데이를 가지는 게 좋다. 간헐적 단식에서 식사를 금한 시간에 굳이 치팅데이를 가질 필요는 없다. 그리고 일주일에 한 번 또는 열흘에 한 번 정도 규칙적으로 치팅데이를 가지는 게 중요하다.

또 일상생활 중에 회식 같은 피치 못할 사정이 있다면 치팅데이라고 생각하고 미리 계획을 잡아서 그 시간을 즐기는 것도 좋은 방법이다. 나머지 요일에는 '내가 그날을 위해서 열심히 다이어트를 하겠어'라고 생각하는 것이다.

치팅데이는 반드시 계획을 세우고 실행해야 한다. 맛있는 음식이 나왔다고 해서 갑작스럽게 음식을 많이 먹고 "오늘을 치팅데이로 해야지"라고 하면 안 된다. 이건 치팅데이를 악용하는 것이다.

치팅데이는 즐겁고 행복해야 한다. 치팅데이라고 많이 먹었는데 그것 때문에 스트레스를 받는다면 올바른 치팅데이가 아니다. 정말 먹고 싶었던 음식을 우아하게 맛있게 행복하게 먹는 날이 치팅데이다.

치팅데이로 가장 좋은 날은 주말이다. 토요일 점심 정도에 치팅데이를 가지는 걸 제일 권장한다. 너무 많이 먹었다거나 속이 안 좋을 경우 일요일에 어느 정도 공복 시간을 가진다든지 만회할 시간이 있기 때문에 토요일 점심 정도가 가장 좋은 치팅데이 시간이다.

치팅데이를 해서는 안 되는 사람이 있으니 이 경우 주의해야 한다. 정서적인 섭식 장애가 있는 사람은 치팅데이 하면 안 된다. 치팅데이를 하고 나서 스트레스를 받고 부정적인 감정이 너무 많이 들기 때문이다. '내가 왜 먹었나?' 하는 죄책감이 든다면 치팅데이를 안 갖는 게 낫다.

탄수화물 중독 등 특정 음식에 중독된 사람도 치팅데이를 갖지 않는 게 낫다. 이런 사람은 한 번 풀어주면 멈추지 못하는 경우가 많다. 알코올 중독 환자들이 계속 금주를 하다가 갑작스럽게 한 잔 마시면 계속 마시게 되는 것과 비슷하다.

다이어트를 시작한 지 얼마 안 되는 사람도 치팅데이를 하지 않는 게 좋다. 치팅데이는 다이어트를 하다가 내 몸이 스트레스 상황에 도달했을 때 하는 것이다. 그런데 다이어트를 시작한 지 얼마 안 되는 사람이 "일주일 동안 다이어트 했으니까 일요일에 열심히 먹어야지"라고 한다. 이건 치팅데이가 아니라 그냥 너무 풀어주는 것이다. 내 몸이 다이어트로 인해 충분히 스트레스를 받았을 때, 너무 견디기 힘들 때 치팅데이를 한다고 생각하자.

마지막으로 치팅데이를 가지고 나서 다음 날 몸무게를 재보니 체중이 많이 불었다는 사람이 있다. 이런 사람은 부종이라든지 탄수화물의 대사에 문제가 있는 것이다. 그래서 이런 사람은 다이어트할 때 치팅데이를 안 가지는 게 낫다. 차라리 평소에 먹고 싶은 음식을 조금씩 먹자. 치팅데이를 악용하지 말고 다이어트를 계속할 수 있게 도와주는 도구로 생각해야 한 다. 정체기가 왔거나 다이어트로 인해 몸과 마음에 스트레스 가 쌓였을 때 치팅데이를 통해 동기부여도 하고 다이어트에 활력을 주자.

3부

다이어트는 모든 건강의 시작이자 끝이다

1장

다이어트는
살찐 사람만 하는 거
아닌가요?

그냥 평생
맛있는 것 먹다가 죽을래

이런 말을 하는 사람이 있다.

"난 그냥 평생 맛난 거 먹다 죽을래. 그렇게 따지면서 먹다가 스트레스 받아서 제 명에 못 살아."

물론 기초 체력이 건강하게 태어나서 정제 탄수화물을 아무리 많이 먹어도 당뇨도 안 오고 건강한 사람이 간혹 있다. 그런데 이건 "우리 할아버지는 평생 담배를 피우고 90세까지 사셨어. 그런데 금연을 왜 해?"라고 말하는 것과 같다.

특수한 경우를 빼면 대부분은 정제된 탄수화물을 매일 먹고 운동을 안 하면 중년 이상이 되면서 고혈압, 당뇨병, 고지혈증, 지방간, 통풍, 관절염, 심지어 비만과 관련된 암에 걸려 남은

생을 고통받으며 살 수 있다. 특히 젊은 사람들은 자신의 건강을 과신하고 지금 자신의 생활 방식에 크게 문제를 못 느끼는 경우가 많다.

독극물은 한 번 먹으면 죽을 수 있기 때문에 반드시 피한다. 하지만 우리가 매일 하는 잘못된 습관은 그 위험성을 잘 못 느낀다. 뜨거운 물에 개구리를 넣으면 바로 튀어나오지만, 찬물에 개구리를 넣고 천천히 가열하면 튀어나오지 못하고 죽는 것과 마찬가지다. 잘못된 생활 습관을 매일 반복하는 것은 내 몸을 조금씩 죽여가는 것과 같다.

예를 들어 정제된 탄수화물이나 나쁜 음식을 어쩌다 한두 번 먹는 게 아니라 매일 정제된 탄수화물을 먹고 하루에 한두 잔 이상 과당 음료를 마신다. 빵, 떡, 면, 과자, 음료의 무한 반복이다. 매일 퇴근 후에 누워서 TV를 볼 뿐 운동은 너무 귀찮고 힘들어서 전혀 의지가 없다. 매일 휴대폰을 보다가 늦게 자고 숙면을 취하지도 못한다.

이런 습관을 계속 유지한다면 중년 이후에는 99% 비만과 성인병에 시달리게 된다. 평생 맛있는 음식을 먹는 건 좋아도 중년 이후에 당뇨 등 성인병이 오면 먹고 싶은 것도 못 먹고 식이법을 매일 해야 한다.

성인병의 합병증까지 온다면 노년에 일상이 고통스럽다. 그러므로 그냥 맛있는 거 먹으면서 평생 살다 '편하게' 죽기가 쉬운 게 아니다. 하루라도 빨리 생활 습관을 바꾸지 않으면 이후의 삶은 무너질 수밖에 없는 것이다.

이제 100세 시대라고 한다. 그러면 건강하게 살 수 있는 나이는 몇 살까지일까? 우리나라 인구의 건강 연령은 평균 65세 전후라고 한다. 남은 35년을 질병으로 고통받으면서 살고 싶지 않다면 지금이 마지막 기회일 수도 있다.

스트레스를 받으면 살찌는 이유

진료실에서 만나는 많은 환자가 "스트레스만 없어도 살이 빠질 것 같아요"라고 말한다. 흔히 스트레스를 받으면 살이 찐다고 한다. 그리고 살이 쪄도 꼭 복부에 쪄서 우리의 근심을 늘게 한다. 과연 스트레스는 살을 찌게 하는 원인일까?

직장 상사에게 크게 혼나는 게 일상인 30대 초반인 김 대리는 책상 속에 초콜릿 등을 쌓아놓고서 스트레스를 받을 때마다 계속 먹었다. 남편과 아이들 문제로 늘 신경을 쓰는 중년의 주부 박 씨는 스트레스를 받을 때마다 달콤한 식혜와 떡을 간식으로 먹는다. 소개팅 자리에서 마음에 안 드는 파트너 때문에 스트레스를 많이 받은 이 씨는 집에 오자마자 양푼에 밥을 두 공기 넣어서 나물과 매운 고추장을 비벼서 먹는다.

위에 열거한 사람들의 사연은 우리 주변에서 많이 보거나 스스로 자주 겪어본 일일 수 있다. 이들의 공통점은 자기도 모르게 배가 점점 나오고 있다는 점이다. 세상에 스트레스를 받기 좋아하는 사람은 없다. 받고 싶어서 스트레스를 받는 것도 아니고 내 잘못도 아니지만 스트레스는 우리에게 비만의 원인을 제공한다.

스트레스를 받으면 살이 찌는 이유를 말할 때 인간의 진화를 이야기하지 않을 수 없다. 초창기 인류에게 스트레스란 추위, 굶주림, 맹수 등과 같은 생존에 직결된 문제였을 것이다. 이 때문에 인간의 DNA에는 스트레스라는 위기 상황을 극복하기 위한 역사가 고스란히 담겨 있다.

그런데 진화라는 게 항상 올바른 방향으로만 진행되는 것은 아니다. 중요한 진화의 오류 중 하나는 우리 몸이 위기 상황을 제대로 구별하지 못하는 것이다.

현대인의 위기 상황은 달라졌다. 현대인은 맹수를 걱정할 필요는 없지만 직장에서는 각종 업무와 프로젝트에, 학교에서는 공부와 시험에 시달리고 늘 정신적인 스트레스 상황에 놓여 있다. 원시인에게는 맹수나 굶주림 추위가 적이었지만 현대인에게는 어려운 인간관계나 경제적인 실패 등이 위기다. 스트레스의 종류는 매우 세분화되고 고도화되며 일상적인 문제로 자리했지만 우리의 몸은 여전히 구석기에 머물러 있다.

우리의 뇌와 자율신경은 생존과 일상적 스트레스의 차이를 제대로 구별하지 못한다. 상사가 내게 짜증을 냈을 때도 우리 몸은 원시인이 맹수를 만났을 때처럼 교감신경이 저절로 작동한다. 직장 내 스트레스가 심한 현대인들은 초원에서 맹수를 만난 구석기시대인과 같은 스트레스 강도를 받으며 살고 있는 것이다.

불필요한 뇌와 자율신경계의 방어 기준으로 과도한 신체 반응이 나타나게 된다. 동공이 커지고 심박수가 빨라지고 호흡이 거칠어지고 식은땀이 난다. 그리고 예전에 조상들이 굶주리고 춥고 맹수에 쫓길 때처럼 목숨을 부지하기 위해 우리 몸은 지방을 쌓는다. 우리 몸이 위기일 때 열량을 보존시키는 것이 이득이기 때문에 스트레스를 받으면 지방이 쌓이도록 진화한 것이다. 우리 몸은 스트레스를 받으면 신장 위에 위치한 부신에서 스트레스 호르몬인 코티졸을 분비한다. 코티졸은 식욕을 억제하는 호르몬인 렙틴을 저하해서 식욕 조절 기능을 방해한다. 배가 고프지 않은데도 허기를 느끼는 이유다.

최근 발표된 한국식품연구원의 연구를 보면 스트레스를 많이 받은 남성이 그렇지 않은 남성에 비해서 비만일 확률이 55.3%나 높게 나타났다. 비만의 원인이 스트레스라는 것이다. 그 이유는 음식으로 스트레스를 해소하려는 경향이 크기 때문이며 여성도 마찬가지인 것으로 나타났다.

스트레스로 분비된 코티졸은 뱃살을 증가시켜 복부 비만, 내장 비만을 유발한다. 배 속에 있는 내장지방에는 다른 신체 부위보다 코티졸에 반응하는 수용체가 무려 4배 가까이나 많다. 그래서 스트레스 때문에 코티졸이 많이 분비되면 에너지로 쓰이지 않는 지방은 내장지방으로 차곡차곡 쌓인다. 이것이 바로 스트레스 때문에 복부 비만이 생기는 이유다.

스트레스가 비만에 안 좋은 이유는 또 하나 있다. 미국 오하이오 주립대학의 연구팀은 중년 여성 58명을 대상으로 스트레스 지수를 측정하고 고지방 식단을 섭취한 뒤에 칼로리 연소율을 비교했다. 연구 결과 전날 직장 동료들이나 부부 간 언

쟁을 벌인 사람, 친구와의 불화, 실적 압박 등의 스트레스를 받은 여성들은 예전과 같은 양의 식사를 하더라도 104kcal를 덜 태웠다고 한다. 1년으로 환산하면 약 5kg 체중이 증가하는 것과 같다는 결과를 발표했다.

연구팀은 스트레스를 받는 여성은 인슐린 수치가 높고 이는 지방 축적으로 이어지게 된다고 설명했다. 또한 만성적으로 스트레스를 받는 여성일수록 살찌는 고지방 음식을 더 많이 먹으며 배고픈 것을 참지 못하는 것으로 나타났다.

또 하나 스트레스가 나쁜 이유가 있다. 스트레스는 근육을 줄인다. 체내 코티졸의 주 업무는 혈액 내에 포도당의 농도를 상승시키는 것이다. 스트레스로 코티졸이 분비되면 체내에 저장된 단백질을 분해해서 혈중 포도당 농도를 상승시킨다. 단백질이 분해된다는 말은 결국 우리 몸의 근육이 점점 줄어든다는 뜻이다.

요컨대 스트레스는 복부의 지방을 축적함과 동시에 근손실을 유발한다. 그래서 마른 비만이 되기 쉬운 것이다. 만성 스트레스에 시달리는 사람은 몸에 근육은 부족하고 배만 볼록 나온 거미형 체형, 올챙이형 체형이 되기가 쉽다.

따라서 자신에게 맞는 취미 생활, 운동, 숙면, 명상 등을 찾아서 스트레스를 잘 해소하는 것이 상당히 중요하다. 스트레스를 잘 관리해야 다이어트가 잘되고, 특히 내장지방이 쌓이지 않는다.

쉬운 것부터
천천히 하자

심혈관계 합병증 이야기를 할 때 위험 요인이 있다. 남자, 45세 이상, 흡연자, 고도 비만자, 고지혈증 환자 등이다. 여기서 고칠 수 있는 것들을 고쳐야 하는데, 성별이 남자인 걸 바꿀 수 있는가? 혹은 나이가 45세 이상인 걸 바꿀 수 있는가? 그럴 수 없기 때문에 고칠 수 있는 것부터 하라고 말한다. 흡연을 줄이는 것은 할 수 있는 일이다. 운동을 하고 비만을 없애고 고지혈증 약을 먹는 등 내가 할 수 있는 일을 해야 한다.

다이어트를 할 때도 큰돈을 들여서 뭔가를 하려고 들기보다는 생활에서 가장 쉬운 것부터 시작해보는 게 낫다. 다음과 같은 일들을 시작해보자.

1. 새로운 것을 하기보다 나쁜 것을 먼저 끊어라

헬스클럽에 등록하거나 어디 산에 가거나 동호회에 드는 등 뭔가를 새로 하기 전에 야식, 회식, 술, 정제 탄수화물, 고지방 식사 등을 줄이는 게 좋다.

돈과 시간을 들여서 뭔가를 하기보다는 나쁜 것부터 먼저 끊어라. 그러기 위해 자신의 나쁜 습관이 무엇인지 한번 돌아보고 쉬운 것부터 고쳐나가라.

2. 수면의 질을 높여라

잠을 잘 자는 것이 단순히 피로회복에만 도움을 주는 게 아니라 비만에 도움이 된다는 무수한 연구가 발표되고 있다. 잠을 잘 자야 살이 빠진다. 그렇기 때문에 수면 습관을 체크해보고 잠을 잘 자지 못한다면 잘 관리해야 한다.

예를 들어 휴대폰을 보면서 잠을 청하는 습관이 있는 사람은 높은 확률로 불면증이 온다. 휴대폰의 밝은 빛이 눈에 상당히 안 좋다. 그리고 침대는 잠자는 용도로만 써야 한다. 이런 것들을 수면 위생이라고 한다. 수면 위생을 잘 지키는 것이 수면의 질을 높이는 시작이다.

3. 간헐적 단식을 하라

간헐적 단식에 대해서는 앞에서 설명했다. 예를 들어 아침 7시부터 식사를 했으면 저녁 7시까지 식사를 하고 그 이외의 시간에는 물 이외에 칼로리가 있는 것을 먹지 않는다. 식사를 시작하는 시간이 있다면 그때부터 12시간 안에만 식사를 하는 것이다. 12시간 동안 식사를 한다고 해서 아무거나 막 먹으면 안 된다고 했다. 정제 탄수화물이나 고지방 음식을 피하면서 건강한 식사를 해야 한다.

12시간 공복을 유지하는 데 성공했다면 공복 시간을 늘려가보자. 14시간도 굶어보고 16시간도 굶어보는 것이다. 이렇게 해서 내가 공복을 유지할 수 있는 시간을 찾아보자.

4. 걷기 운동을 하라

헬스클럽 끊고 어디 산에 가고 등산 장비를 사는 등 거창하게 생각하지 말고 쉬운 것부터 하자. 가장 쉬운 것은 걷는 것이다. 걷기 운동이야말로 인간에게 가장 중요한 운동이고 살이 빠지는 운동이다.

걷기 운동을 하루에 한 시간 정도씩 매일 할 것을 권장한다. 1시간 빠르게 걷고 나면 숨이 턱에까지 차고 땀이 쭉 난다. 이런 정도의 강도로 운동해야 살이 빠진다. 멀리 가서 운동하려고 하지 말고 생활 속에서 가까운 곳을 자주 걸어라. 시간 내서 하루에 1시간 정도 걷기 운동을 한다고 생각하면 좋겠다.

5. 식사와 운동 일기를 써라

일기 쓰는 게 그리 어려운 일 아닌데 참 귀찮다. 그런데 하루를 반성하고 내가 놓치고 있는 부분이 있는지 점검하기 위해 일기를 쓰는 게 좋다. 일기를 쓰다 보면 '아, 내가 이렇게 식사와 식사 사이에 간식을 먹고 있었네. 내가 이런 것들을 빠뜨리고 있었네' 하는 것이 보인다. 돈도 안 들고 시간도 그리 많이 드는 게 아니니 식사나 운동 일지를 꼭 썼으면 좋겠다.

6. 물을 많이 마셔라

물을 마시는 것은 돈이 안 들고 아주 쉽다. 하루에 2리터 정도는 꼭 물을 마셨으면 좋겠다. 그래야 살이 잘 빠진다.

7. 스트레스를 줄여라

스트레스는 만병의 근원이기도 하지만 살이 찌는 원인이기도 하다. 스트레스를 받으면 코르티솔이라는 호르몬이 나와서 지방을 축적한다. 그렇기 때문에 스트레스받고 잠을 못 자면 살이 더 찐다. 그리고 스트레스를 받으면 단 것이 당긴다.

이런 것이 다 비만을 향해서 나가는 하나의 길을 열어준다고 보면 된다. 그렇기 때문에 스트레스를 많이 안 받도록 하고 받은 스트레스를 그때그때 잘 푸는, 자기만의 스트레스 해소법도 만들어주면 좋겠다.

8. 잠자기 4시간 전부터 아무것도 먹지 마라

잠자기 4시간 전에 먹는 칼로리와 영양소는 고스란히 지방으로 축적된다. 또 우리의 식도와 위와 장을 피곤하게 만든다. 그래서 식도염 환자들한테도 이것을 권한다. 물은 소량은 괜찮지만 많이 마시는 것은 권장하지 않는다.

어떤가? 그리 어렵지 않은 일이다. 다만 조금 귀찮을 뿐이다. 하지만 이 정도 노력도 없이 어떻게 다이어트에 성공할 수 있겠는가. 너무 거창한 뭔가를 시작하려고 하지 말고 지금 당장 가장 쉽게 시작할 수 있는 것부터 하나씩 해나가자.

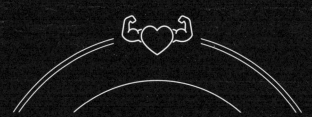

2장

필요한 만큼만
다이어트하라

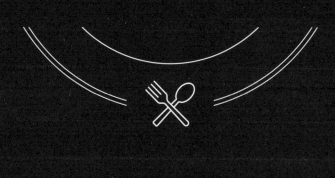

짧고 굵게 운동하기

다이어트를 하다 보면 '그냥 운동을 포기해버릴까?'라는 생각이 참 많이 든다. 운동은 참 귀찮다. 운동을 안 하고 다이어트하는 방법이 있다면 얼마나 좋을까?

다이어트에서 운동이 차지하는 비율은 얼마나 될까? 여러 연구에 따르면 다이어트에서 운동이 차지하는 비율은 20~25% 정도이고 나머지 75~80%는 식단이라고 한다. 따라서 다이어트에 있어서 운동은 반드시 필수는 아닐 수 있다. 하지만 다이어트에서 최대의 효과와 효율을 내기 위해서는 운동이 꼭 필요하다. 식단만으로는 다이어트의 효과를 최대로 극대로 끌어올리기는 힘들다는 뜻이다.

다이어트에 운동이 포함되는 이유는 단순히 칼로리를 소비하거나 근육을 늘리기 위해서만이 아니다. 물론 이런 목적으로 운동과 다이어트를 하는 사람도 있지만, 보통의 현대인은 운동에 많은 시간을 투자하기 어려운 게 현실이다. 운동은 다음과 같은 다양한 영향을 주어 체중 감량을 돕는다.

1. 스트레스 호르몬인 코티졸의 수치를 낮춘다.
2. 성장호르몬을 활발히 분비해서 근육을 지킨다.
3. 인슐린 저항성과 렙틴 저항성을 회복시켜서 다이어트에 도움을 준다.
4. 숙면에 도움을 주어서 다이어트에 도움을 준다.
5. 지방을 잘 쓰는 몸으로 체질을 개선해준다.
6. 정신 건강에 도움을 줘서 다이어트를 지속하려는 정신력을 강화해준다.
7. 마른 비만이 안 되게 근육을 유지해준다.

최근 한 연구에 따르면 골격근에서 분비하는 사이토카인을 발견해서 이를 마이오카인myokine 이라고 명명했다. 운동을 하면 마이오카인의 분비가 증가하고 에너지의 소모뿐만 아니라 지방산 연소의 촉진, 열 생산 증가, 인슐린 저항성의 개선, 염증 완화 등의 효과가 커진다.

물론 아무리 운동을 해도 식습관이 개선되지 않으면 지방을 잘 쓰는 몸으로 바뀔 수 없다. 반대로 식습관을 개선해도 운동과 활동량을 늘리지 않으면 지방을 잘 쓰는 몸으로 바꾸기 힘들다. 결론적으로 지방을 잘 태우는 몸으로 바꾸려면 식습관과 운동을 꼭 병행해야 한다.

운동을 하고 식이요법을 병행해야 하는 건 알겠는데, 대체 언제까지 해야 할까? 나는 "다이어트 시 운동은 몸이 정상으로 돌아올 때까지만 하면 됩니다"라고 답한다. 물론 평생 운동을 통해서 건강한 몸을 유지하고 다이어트를 하는 것은 중요하다. 다만 운동은 대부분 귀찮아한다. "평생 운동해야 합니다"와 "목표 체중에 다다를 때까지만 운동하면 됩니다"는 뉘앙스도 다르고 받아들이는 사람의 마음의 무게도 달라진다.

그러므로 운동은 다이어트를 할 때 집중적으로 해보는 게 좋다. 목표에 다다르면 조금 강도를 줄이고 쉬엄쉬엄해도 된다. 식사 조절을 철저히 하면서 식후 걷기 등 가벼운 산책 정도만으로도 체중 유지가 가능할 수 있다.

강도 높은 운동을 하지 않는 것보다 더 나쁜 다이어트 습관은 아무것도 하지 않고 앉아 있거나 누워서 움직이지 않는 것이다. 운동하지 않는 시기에도 앉아 있는 시간을 줄이고 의식적으로 몸을 움직이려는 노력해야 다이어트에 도움이 된다.

어떤 전문가들은 자꾸만 앉아 있으려는 증상을 '의자 중독'이라고 부르기도 한다. 틈만 나면 의자를 찾아 앉으려 하면서 한곳에 오래 앉아 있는 의자 중독은 최근 들어서 비만뿐만 아니라 현대인의 건강을 해치는 가장 큰 요인으로 손꼽힌다.

우리는 하루에 몇 시간을 앉아 있는 걸까? 오래 앉아 있는 습관은 다이어트는 물론 건강에도 좋지 않다. 식후 올라간 혈당은 근육을 적극적으로 사용해야 떨어진다. 우리 몸의 가장 큰 근육은 어디일까? 바로 허벅지, 엉덩이, 허리 근육이다. 의자에 앉아 있으면 우리 몸의 가장 큰 근육인 허벅지, 엉덩이, 허리 근육이 일을 하지 않으니까 혈당이 떨어지지 않는다.

지금 의자에 앉아 있다면 허리와 엉덩이, 허벅지 근육을 만져보라. 힘이 들어가 있는가? 말랑말랑 힘이 빠져 있을 것이다. 이렇게 근육을 사용하지 않으니까 혈당이 떨어지지 않고 인슐린이 식후에 다량 분비되는 것이다. 고인슐린 혈증이 4일만 연속으로 생겨도 곧바로 인슐린 저항성이 나타날 수 있으니 참 무서운 일이다.

앉는 문화에 익숙해진 우리는 잠자고 운동하는 시간을 제외하면 나머지 14시간 정도를 앉아서 생활한다고 한다. 정말 긴 시간이다.

지하철을 타든 버스를 타든, 익숙한 장소에 가든 낯선 장소에 가든 우리는 앉을 곳부터 찾는 버릇이 있다. 그러나 따로 운동을 하지 않더라도 30분에 한 번씩 의자에서 일어나서 2~3분 정도 움직이면 그것만으로도 살이 빠진다는 연구 결과가 있다. 운동을 해야 살이 빠지는 게 아니라, 가만히 있지 말고 움직이면 살이 빠진다. 평소 일상생활에서 자주 움직이면서 운동을 규칙적으로 한다면 살이 더 잘 빠질 것이다.

앞으로 이런 생활 습관을 바꿔야 한다. 가만히 앉아 있는 시간을 줄이고 일어나서 가볍게 움직이기를 꾸준히 실천하자. 한 시간에 한 번씩은 의자에서 일어나서 스트레칭을 하고 가볍게 걷자. 30분에 한 번씩 의자에서 일어나서 움직여주면 더 좋다. 1시간 열심히 운동하고 하루 종일 앉아 있는 것보다, 굳이 헬스클럽에 가지 않더라도 되도록 앉지 않고 일상생활에서 걷고 움직이면서 활동량을 늘리는 것이 지방을 태우는 데 더 유리하다.

식후 가벼운 산책만으로도 인슐린 저항성을 막을 수 있듯 운동을 '얼마나 센 강도로 하느냐'보다 더 중요한 것은 '깨어 있는 동안 얼마나 움직였느냐'다. 앉아 있을 때보다 서 있을 때 중력의 힘을 받아서 허벅지, 엉덩이, 허리에 힘이 들어가기 때문이다. 또 가벼운 걷기를 하면 다리의 근육이 펌프질을 해서 하체에 있는 혈액을 신체의 윗부분으로 올려준다. 심장으로 돌아가는 혈액량을 늘려주고, 고인슐린 혈중이 되는 것을 막아서 인슐린 저항성을 예방해준다.

미국 스탠퍼드대학의 연구 결과에 따르면 일주일에 14km 이상 걷기를 실천한 사람들은 5km 미만으로 걸은 사람들보다 사망률이 21%나 낮았으며 나이가 많을수록 그 효과는 컸다.

미국의 또 다른 연구소의 연구에 따르면 건강한 사람들을 신체 활동량에 따라서 5등급으로 나누고 8년간 관찰했는데, 하루 30분 걷기만 꾸준히 실천한 그룹이 운동을 전혀 하지 않는 사람들보다 훨씬 더 오래 살았다. 이들은 꾸준히 조깅을 하는 사람들과 수명의 차이가 크지 않았다고 한다. 하루 30분 걷기만으로도 충분히 건강을 챙길 수 있는 것이다.

걷기 이외에는 어떤 종류의 운동을 어떤 방법으로 하는 게 좋을까? 제일 좋은 건 자신이 좋아하는 운동을 하는 것이다.

등산, 탁구, 배드민턴 등 뭐든 즐겁게 하루 30분 정도 집중해서 할 수 있다면 좋은 운동이 될 것이다. "무슨 운동을 할지 모르겠어요"라고 한다면 그냥 식후 걷기를 하면 된다.

미국 임상건강증진학회 연구에 따르면 체지방 감소의 효율적인 운동 시간은 하루 30분, 일주일에 150분 정도라고 한다. 일주일에 150분이면 하루 20~30분 정도 운동을 하는 것이다. 운동 시간에 비례해서 살이 빠지는 것은 아니다. 이 연구에서 30분 운동했을 때와 60분 운동했을 때 효과에는 큰 차이가 없었다. 미국 스포츠의학회의 연구에 따르면 일주일에 1000~2000kcal 소비하기 위해서 하루에 30분씩 일주일에 5번 총 150분 정도 운동하는 게 좋다고 한다.

다이어트는 첫 3주에 결판난다

다이어트는 지속 가능해야 한다. 다이어트가 첫 3주에 결판난다는 말은 3주 만에 다이어트에 성공하는 법을 말하는 게 아니다. 다이어트 시작 후 첫 3주가 중요하다는 뜻이다.

첫 3주가 왜 중요한 걸까? 다이어트 초기에 체중을 많이 빼야 목표로 하는 체중 감량에 다다를 가능성이 크기 때문이다.

여기 흥미로운 연구 결과가 있다. 2020년 호주 국립과학기관 연구팀이 2만 2천 명을 대상으로 연구한 내용인데, 2만 2천 명이면 모집단이 아주 크다. 이들이 12주 동안 다이어트를 했다. 매일 실천한 식이요법, 운동요법을 조사하고 이들의 몸무게를 일주일에 두 번 측정했다. 그 결과 다이어트를 시작한 후 3주 동안 일주일에 1kg 이상 감량한 그룹은 그렇지 않은 그룹보다 최종적으로 체중을 3.5배 더 줄었다.

이처럼 다이어트에 성공한 사람들의 특징을 살펴봤더니, 다이어트를 시작하기 전에 실천할 식단과 운동의 종류를 정하는 등 준비를 많이 한 사람일수록 살이 잘 빠졌다고 한다. 연구팀은 그 이유에 대해, 다이어트를 하기 전 준비를 철저히 해서 초기에 살이 많이 빠지면 체중을 감량하려는 의지와 동기가 더 강해지기 때문이라고 분석했다. 살을 빼려는 사람은 준비를 많이 한 후에 다이어트를 해야 초기에 살이 많이 빠지고 살을 빼기 위한 노력을 계속할 수 있다는 것이다.

이 연구를 보면 초기 3주의 다이어트 기간이 얼마나 중요한지를 알 수 있다. 꼭 3주가 아니어도 다이어트 초기에 얼마나 체중 감량이 되었는지가 중요하다고 본다. 그것이 2주가 되었건 한 달이 되었건 초기 다이어트 감량 추세는 전체 다이어트의 성패에 큰 영향을 끼치게 된다.

나 또한 비만 치료를 하면서 다이어트 초기의 중요성을 자주 느낀다. 다이어트 초기에 적절히 감량이 되지 않으면 지치는 경우가 참 많다. 거꾸로 다이어트 초기에 적절한 감량이 계속되면 더 신이 나서 열심히 다이어트를 하므로 성공에 이를 가능성이 커진다.

그러므로 시작 시점을 잘 계획하자. 다이어트에도 머피의 법칙이 있다. 다이어트만 결심하면 없던 약속도 생긴다. 다이어트를 시작할 때는 모임도 미룰 수 있는 상황인지 내 몸이 다이어트를 감당할 수 있는 상황인지 잘 봐야 한다.

내 몸이 아프거나 가족의 특별한 일이 있으면 다이어트를 시작하기 힘들지 않겠는가. 그러므로 다이어트에 집중할 수 있을 때 시작하자.

앞의 연구에서 다이어트를 시작하기 전에 실천할 식단과 운동의 종류를 정하는 등 준비를 많이 한 사람일수록 살이 많이 빠졌다고 했다. 구체적으로 세 끼 식사는 어떤 걸 먹을 건지 미리 고민해놓으면 좋다. 그리고 운동은 헬스클럽에 갈 건지

홈트레이닝을 할 건지 식후 걷기를 할 건지 정해놓고 귀찮더라도 반드시 실천한다는 계획을 세워놓는다면 성공할 가능성이 더 클 것이다.

계획을 세웠다면 밀도 있는 다이어트를 하자. 띄엄띄엄 느슨하게 다이어트하는 건 별로 바람직하지 않다. "나는 3개월에 5kg을 빼겠어"라는 목표를 세웠다면 집중적으로 밀도 있게 했으면 좋겠다. 만약에 느슨하게 했다가 실패를 반복하면, 이런 실패가 반복될수록 다이어트는 점점 더 힘들어지기 때문이다.

다이어트 결심은 쉽지 않다. 하지만 시작이 반이라고, 다이어트를 결심한 순간 일단 반은 된 것이다. 다이어트를 결심했다면 어떻게 다이어트를 할 것인지 차근차근 계획을 세워보자. 실행에 옮길 때는 첫 3주간 최선을 다하길 바란다. 그렇다면 다이어트 성공에 이를 가능성이 훨씬 더 커질 것이다.

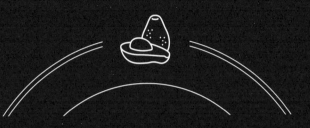

3장

다이어트 식단에 관한
오해와 진실

비만 잡는 슈퍼푸드

슈퍼푸드는 다이어트에 큰 도움이 된다. 지방량을 줄이는 데 기여할 뿐 아니라, 슈퍼푸드를 먹은 사람은 슈퍼푸드를 먹지 않은 사람에 비해서 오후 5시까지 지속적인 포만감을 느끼는 것으로 나타났다. 또 슈퍼푸드를 섭취하면 심장질환 대사증후군의 위험자도 낮출 수 있다고 알려져 있다. 비만에 도움이 되는 슈퍼푸드에는 어떤 게 있는지 알아보자.

1. 아몬드

아몬드는 체내에 복부지방률을 감소시키고 몸에 해로운 LDL 콜레스테롤 수치를 낮추는 것으로 알려져 있다. 최근 미국 심장학회 저널에 게재된 연구에 따르면, 아몬드 식단과 동일 열량의 머핀 식단을 비교하면서 연구한 결과 아몬드 식단이 복부 지방량, 허리둘레 그리고 하체 지방량을 감소하는 데 크게 기여했다. 또 아몬드와 같은 고단백 식품을 꾸준히 섭취하는 건 장기적인 체중 증가를 예방하기 위해서도 매우 중요하다.

미국 의료 전문가들이 실시한 장기 연구를 보면, 성인 남녀 12만 명을 16년간 분석해봤더니 아몬드, 요거트, 해산물, 껍질을 벗긴 닭고기의 섭취가 체중과 밀접한 관계가 있다는 것이 밝혀졌다.

2. 블루베리

미시간대학교의 심혈관센터 연구에 따르면 블루베리를 섭취할 경우에 복부지방을 감소시키고 심장질환 대사증후군의 위험인자를 낮출 수 있다고 발표했다. 실험용 쥐의 먹이에 블루베리를 섞어 먹인 결과 심장질환, 당뇨병과 연관이 있는 복부 지방이 감소했을 뿐 아니라 콜레스테롤 수치가 감소되었고 혈당이 조절되는 긍정적인 효과가 나타났다고 한다.

3. 아보카도

단백질과 불포화지방산이 풍부한 아보카도는 불필요한 공복감을 없애는 데 큰 도움이 된다. 2013년 《영양학 저널》에 게재된 연구에 따르면, 과체중 연구에 참여자를 대상으로 평소에 먹는 점심에 아보카도를 반 개 정도 추가한 결과, 참여자 중 28%가 아보카도를 먹지 않은 그룹에 비해서 오후 5시까지 지속적인 포만감을 느끼는 것으로 나타났다.

4. 버섯

버섯은 고단백, 저칼로리, 고섬유질로 다이어트에 아주 좋은 음식이다. 2017년 농촌진흥청과 충북대가 영지버섯의 효능을 공동 연구했다. 이 연구에서는 실험용 쥐에 영지버섯 추출물 5%를 혼합한 사료를 12주 동안 먹인 결과 체중이 28% 줄어든 것으로 나타났다.

일본에서는 2012년 NHK 방송에서 팽이버섯 차를 마신 뒤에 2주 만에 내장지방이 26%나 감소했다는 여성의 사례를 보도하면서 팽이버섯 차가 유행하기도 했다.

버섯은 2만여 종으로 아주 다양하다. 그중에 식용 버섯은 1800종 정도라고 한다. 나는 버섯에 대한 질문이 나오면 우스

갯소리로 "독버섯 말고는 다 드세요"라고 말한다. 버섯의 칼로리는 100g당 24~42kcal로 낮은데, 이는 같은 양의 두부(97kcal), 닭가슴살(98kcal)의 반밖에 안 되는 수준이다. 버섯은 채소나 곡물과 비교했을 때에도 칼로리가 높지 않아서 배가 부르게 먹어도 된다. 또 같은 양을 먹어도 다른 음식에 비해서 혈당을 오르지 않게 하기 때문에 다이어트와 당뇨에 좋다.

버섯에는 식이섬유도 많이 들어 있다. 버섯의 식이섬유는 100g당 2.5g으로 이는 양배추보다 2배가량 많은 수준이다. 그래서 버섯은 과식을 억제하고 소화를 돕고 포만감을 준다. 또 버섯의 풍부한 식이섬유는 장의 연동 운동을 도와서 변비 예방과 치료에 좋고 대장 내에서 지방이 흡수되는 것을 막아서 다이어트에도 도움이 된다. 버섯 중에 목이버섯은 식이섬유 함량이 가장 높다고 한다.

또한 버섯은 식물성 단백질의 좋은 원천으로 100g당 3g의 단백질이 들어 있다. 식감도 좋아서 육류 대체식품으로도 사용할 수 있으므로 고기를 줄이려는 사람들에게도 좋은 선택일 수 있다. 팽이버섯 등 일부 버섯은 식물성 단백질인 라이신이 풍부해서 근육 형성에도 큰 도움을 준다.

그뿐 아니라 버섯에는 비타민 D도 많이 들어 있다. 대부분의 버섯에는 비타민 D의 전구물질인 에르고스테롤이 풍부하다. 비타민 D가 부족하면 비만, 수면장애, 우울증 등이 생기는데 버섯은 이를 효과적으로 예방한다.

버섯은 다이어트뿐 아니라 고혈압, 고지혈증, 골다공증의 예방과 완화, 면역력 증가, 치매 예방, 항암 효과에도 도움을 주고 변비, 탈모, 빈혈 등에도 도움이 된다. 이외에도 버섯은 다양한 조리법으로 다양한 요리에 활용할 수 있고, 다른 식재료와 비교해서 가격이 저렴하다는 장점도 있다. 이렇듯 좋은 버섯을 식단에 적극적으로 추가해보자.

지방은 다이어트의 주범?

"지방을 적게 먹어야 살이 빠지는 거 아닌가요?"라고 말하는 사람이 많다. 그러나 지방을 잘 먹어야 건강을 유지하고 다이어트를 잘할 수 있다. 단 지방을 많이 먹자는 게 아니라 제대로 먹자는 것이다.

지방은 우리 몸에 가장 중요한 영양소 중 하나다. 그런데 지방에 대한 오해가 있어서 오랜 시간 동안 누명을 써왔다. 현대 의학은 눈부신 발전을 해왔지만 아직도 미진한 부분이 많이 있다. 어제 정설이었던 것이 오늘 뒤집힐 수도 있고, 어제까지 인정받지 못했던 학설이 오늘 정설로 받아들여질 수도 있다. 지방이 바로 그 예다.

지방이 건강과 비만에 나쁘다는 생각은 어디서 비롯되었을까? 1950년대 미국의 생리학자인 엔셀 키스Ancel Keys라는 사람이 "지방이 비만의 원인이고 지방이 질병의 원인이다"라는 가설을 최초로 세웠고, 이것 때문에 지방에 대한 오해와 누명이 시작되었다고 한다. 이것이 그 유명한 '지질 가설'이다.

키스는 포화지방 대신에 식물성 지방과 탄수화물을 먹어야 심장병을 예방할 수 있다며 식단을 바꿀 것을 주장했다. 이러한 키스의 주장에 영향을 받은 미국 심장학회와 영양위원회가 1961년 포화지방과 콜레스테롤 섭취를 줄이고 대신에 식물성 기름을 먹으라고 권고했다. 하지만 키스의 연구는 불완전한 것이었다. 자신에게 유리한 결과만 앞에 내놓고 불리한 결과를 뒤에 숨겼다는 의심을 받고 있다.

1960년경에 미국의 주류 학계에서는 '지방의 과다 섭취가 심근경색과 비만을 일으킨다', '지방을 줄인 만큼 탄수화물을 채우자'라는 잘못된 논리를 주장했다. 이것 때문에 미국은 거꾸로 비만 대국이 되어서 심근경색이 오히려 증가하고 비만이 증가하는 악순환에 빠지게 되었다.

미국은 1978년부터 국가 시책으로 지방 섭취 줄이기에 돌입했다. 지방 섭취량을 40%에서 30% 수준까지 끌어내리자고 했다. 그러나 그 결과 심장병은 전혀 줄지 않았고 오히려 비만과 당뇨병이 큰 폭으로 증가했다. 그 이유는 지방이 줄어든 자리를 설탕과 정제 탄수화물이 채웠기 때문이다.

과연 지방이 나쁘기만 한 걸까? 지방은 왜 있는 걸까? 지방의 존재 이유에 대해서 한번 생각해보자.

1. 에너지를 저장하는 역할

지방은 효율이 좋은 에너지원이다. 그렇기 때문에 동물이 생존하기 위해서는 지방을 축적하는 게 상당히 중요하다.

2. 보호제

지방은 몸의 내부를 외부의 충격으로부터 보호하는 역할을 한다. 각종 물리적인 외부의 공격으로부터 보호하는 역할을 해주는 것이다.

3. 보온재

지방은 몸의 내부에 온도를 유지할 수 있게 도와주는 보온
재 역할을 한다. 그래서 추위를 견디려면 지방은 필수다.

4. 지방은 맛있다!

지방은 각종 음식물의 맛을 상당히 좌우하는 편이다. 지방
의 고소한 맛은 다른 어떤 영양분으로도 낼 수 없다.

그럼 콜레스테롤에 대해서 한번 알아보자. 콜레스테롤은 수
십 단계의 복잡한 효소 반응을 거쳐서 체내에서 합성한다. 사
람이 태어나서 죽을 때까지 콜레스테롤은 우리의 간에서 만들
어진다. 우리 몸에서 콜레스테롤은 상당히 중요하다. 콜레스
테롤은 세포막을 구성하는 성분이고 호르몬 합성에 관여한다.
성호르몬이라든지 스트레스 호르몬에 관여하는 것이다. 비타
민 D를 합성하는 역할도 한다. 그리고 지방은 담즙산이 돼서
소화 흡수를 도와준다.

그런데 지방식과 콜레스테롤을 많이 먹는 게 왜 문제가 될
까? 콜레스테롤은 지단백에 의해서 수송된다. 지단백은 밀도
와 크기에 따라서 저밀도 지단백질 LDL과 고밀도 지단백질

HDL로 나눈다.

그중에서 LDL은 크기가 커서 콜레스테롤을 많이 실어 나를 수 있는 장점이 있지만, 산화에 민감하기 때문에 쉽게 나쁜 LDL 콜레스테롤로 변한다. 그 결과 LDL 콜레스테롤이 혈관 내막으로 들어가면 콜레스테롤이 쌓이면서 혈관이 좁아지게 되는 것이다.

반면에 HDL은 쓰고 남은 콜레스테롤이나 혈관의 내막에 쌓인 콜레스테롤을 실어서 간으로 다시 돌려보내거나 몸 밖으로 배출하는 역할을 한다. 그래서 HDL은 좋은 콜레스테롤, LDL은 나쁜 콜레스테롤이라고 불린다. 결국은 콜레스테롤이 어떤 운반체에 실려 있느냐에 따라서 그 운명이 달라지는 것이다.

21세기에 들어서면서 포화지방과 비만은 연관성이 부족하다는 내용의 논문이 많이 나오고 있다. 또 LDL 콜레스테롤이 무조건 나쁜 것만은 아니라는 얘기도 많이 나오고 있다. 하지만 아직 주류 학계에서는 조금 논란이 있는 부분이기 때문에 이 부분에 대해서는 크게 다루지 않겠다.

다이어트에 있어서는 지방이 상당히 중요하다. 기름기가 없는 퍽퍽하고 맛없는 음식을 먹다 보면 며칠 가서 다이어트 포기하게 된다. 또 지방은 다른 영양소에 비해서 위장관에 체류하는 시간이 길고 소화가 늦기 때문에 포만감을 느끼게 하고 식욕 억제 호르몬의 분비를 자극한다. 뇌에서 위장이 다 찼다는 신호를 보내서 그만 먹게 되는 것이다. 또한 포화지방은 세포막을 건강하게 해서 인슐린 등의 호르몬이 주는 신호를 잘 받게 한다. 지방 대사를 원활히 해서 체중 감량에 유리한 몸을 만드는 것이다.

지방 섭취를 줄이면 단맛을 찾게 돼 있다. 기름진 음식에 익숙했던 입맛은 지방을 줄이게 되면 이를 대신해서 단맛을 찾게 된다. 대표적인 예가 저지방 우유다. 저지방 우유는 지방은 적지만 당이 높은 경우가 상당히 많다.

그렇다면 좋은 지방을 먹는 방법은 무엇이 있을까? '오메가3 지방산', '오메가9' 같은 얘기를 많이 들어봤을 것이다. 오메가3 지방산은 상당히 중요한 지방산이 등푸른생선이나 연어 등의 생선류와 견과류 그리고 씨앗류, 들기름, 호두 같은 데에 많이 들어 있다. 이것들은 좋은 기름이니까 적절히 먹으면 상당히 좋다.

그리고 오메가9은 올리브나 올리브 오일 혹은 아보카도에 들어 있다. 이것도 상당히 좋은 기름이다.

오메가6라는 것도 있다. 오메가6는 콩이나 옥수수, 해바라기씨, 포도씨, 참깨 등에 들어 있다. 오메가6는 적당량 먹으면 건강에 도움을 줄 수 있지만 지나치게 섭취하면 독이 될 수 있다. 값싼 식용유 같은 것이 대표적인 예다. 오메가6의 독성을 줄이기 위해서는 오메가3와 동등한 비율로 먹는 게 중요하다.

최근의 연구에서는 포화지방, LDL 콜레스테롤이 모두 나쁜 것은 아니라는 의견이 조금씩 나오고 있다. LDL 콜레스테롤 자체가 문제가 아니라 산화되거나 강화된 변성 LDL 콜레스테롤이 문제라는 주장이다.

이를 보는 우리는 많이 헷갈릴 수밖에 없다. 포화지방이 정말 나쁜 것인가? 내가 LDL이 높은데 걱정을 해야 하나, 말아야 하나? 이런 걱정을 할 수밖에 없다. 이러한 논란이 있을 때는 조금 더 연구를 지켜보고 무리하게 앞서서 나갈 필요는 없다. 내 몸을 괜히 실험용으로 쓸 필요는 없으니 말이다.

비만의 주범은 지방이 아니라 정제 탄수화물이다. 지방을 먹어서 건강에 안 좋을 수 있지만 바로 비만이 되는 건 아니다. 지방에 대한 오해는 이제 그만 풀자.

살 빠지게 도와주는
착한 탄수화물

탄수화물 중독과 금단 증상을 해결하는 방법 중에 제일 중요한 것은 좋은 탄수화물을 제대로 적당히 먹는 것이다. 그럼 좋은 탄수화물과 나쁜 탄수화물은 어떻게 구분할까? 어떤 탄수화물이 착한 탄수화물일까? 나쁜 탄수화물은 빵, 떡, 면 갈아 낸 곡류, 액상 과당 등이다. 이런 나쁜 탄수화물들은 당지수가 높고 섬유질이 다 파괴된 상태이기 때문에 섭취 시에 바로 혈당을 급격히 올리고 이어서 급격한 인슐린을 분비하게 만들어서 지방을 축적한다.

그럼 좋은 탄수화물과 나쁜 탄수화물은 어떻게 다를까? 좋은 탄수화물은 당지수가 낮고 음식 내 섬유질이 풍부하고 섭취 시에 혈중 포도당 농도를 천천히 올린다. 이렇게 천천히 올라간 포도당 농도는 인슐린을 급격히 자극하지 않기 때문에 지방이 덜 축적되게 하고 건강과 다이어트에 모두 유리한 것이다.

우선 당지수는 앞에서도 설명했지만, 탄수화물이 함유된 음식이 식후 얼마나 혈당을 빨리 상승시키는지를 측정해서 숫자로 나타낸 것이다. 당지수는 보통 55 이하는 낮음, 56~69까지는 보통, 70 이상은 높음으로 표시한다.

당지수는 좋은 지표지만 1인분에 포함된 탄수화물의 양을 나타내는 데는 한계가 있기 때문에 GL$_{glycemic\ load}$지수가 등장했다. GL지수는 식품 1인분에 포함된 탄수화물의 양과 당지수를 모두 고려했기 때문에 다이어트나 혈당 관리를 할 때 현실적으로 도움이 된다. GL지수는 보통 0에서 10까지는 낮음, 11에서 19까지는 보통, 20 이상은 높음으로 표시한다. 당지수와 GL지수는 자료에 따라 조금씩 다르긴 하다.

저항성 전분은 무엇이 다를까? 저항성 전분은 탄수화물의 한 종류로 체내에서는 소화 효소로 잘 분해되지 않는 전분을 말한다. 저항성 전분은 우리 몸의 소화 효소에 의해서 잘 분해되지 않아서 혈당을 빠르게 올리지 않고 대장에서 박테리아에 의해 분해된다.

저항성 전분은 식이섬유와 유사하게 작용한다. 장내 박테리아에 영양을 공급하고 단쇄지방산의 생산을 증가시켜서 다이어트와 당뇨 관리에 도움을 주는 것으로 나타났다.

이와 더불어 본격적으로 다이어트에 좋은 탄수화물에는 어떤 게 있는지 알아보자.

1. 현미, 보리, 잡곡

통곡류는 자연 상태에서 얻어진 곡물을 최대한 도정하지 않은 상태를 말한다. 이런 종류의 곡물들은 천천히 소화가 돼서 혈중 인슐린 농도를 천천히 증가시켜서 다이어트에 도움을 준다. 백미보다는 잡곡밥이 좋은 이유가 그것이다. 현미, 보리, 잡곡밥, 퀴노아, 귀리 등이 이에 해당한다.

당지수를 보면 흰쌀밥은 86, 현미밥은 55, 보리밥은 35다. GL지수는 흰쌀밥은 37, 현미밥은 18, 보리밥은 21다. 그래서 흰쌀밥보다는 현미밥이나 보리밥이 훨씬 더 다이어트에도 이롭고 건강에도 좋다.

2. 통밀빵, 호밀빵

빵을 만드는 주재료는 알다시피 밀인데, 밀 자체를 약간만 도정해서 알로 된 밀을 먹는 경우는 드물다. 쌀은 알곡이라고 해서 알로 먹지만 밀은 대부분 가루를 내서 빵이나 면을 만들어 먹는다. 이렇게 갈아낸 탄수화물로 만든 빵은 대부분 혈당을 빠르게 올리고 다이어트에 좋지 않다.

그런데도 꼭 빵을 먹어야겠다는 사람은 호밀빵이나 잡곡빵을 잘 골라서 먹길 바란다. 호밀빵과 잡곡빵에 대한 정의와 기준이 애매모호한 경우가 많아서 좀 헷갈릴 텐데, 제대로 만든 빵을 고르는 것이 상당히 중요하다.

다이어트에 좋은 빵은 흰색이 아니라 갈색을 띠고 있고 식감은 단맛이 아니라 거칠고 묵직한 맛이 좋다. 빵 내부에는 빵만 있는 것이 아니라 다양한 통곡류가 들어가 있어서 씹을 때 곡류가 씹힌다면 좋은 다이어트 빵이다.

이런 호밀빵, 잡곡빵은 일반 빵에 비해서 섬유질과 영양소가 많고 혈중의 인슐린 농도를 천천히 올려서 다이어트에 도움을 준다. 참고로 제대로 된 호밀빵의 경우 GL지수가 6으로 현미밥의 18보다 크게 낮다.

3. 귀리

오트밀이라고도 불리는 귀리에 관해서는 앞에서 자세히 다뤘다. 귀리에는 다양한 영양소와 섬유질을 많이 포함하고 있어서 다이어트에 도움을 많이 준다. 귀리밥도 좋은 다이어트 식품이고 오트밀을 불려서 우유 등에 타 먹는 것도 좋다.

다만 시중에 오트밀을 가루로 만들어서 간편하게 먹을 수 있는 제품이나 액체류로 만든 제품들이 나오는 제품은 조심해야 한다. 누누이 말했듯 이 가루로 만든 탄수화물은 혈중 포도당 농도를 빠르게 올리는 정제된 탄수화물의 대표 선수다.

오트밀을 다이어트용으로 제대로 먹으려면 통 오트밀을 밤 사이에 불려 먹거나 압착 귀리로 만든 오트밀을 두유 등에 넣어서 전자레인지에 데워서 불려 먹는 것이 좋다.

귀리는 많은 식이섬유와 수분을 함유하고 있어서 소량을 섭취해도 포만감을 얻을 수 있기 때문에 섭취량을 줄일 수가 있어서 다이어트에 좋은 것이다.

4. 콩류

콩은 곡류군에 속하지 않고 달지 않아서 탄수화물로 생각하지 않는 경우가 많다. 그러나 대두에는 약 20%의 지방, 40%의 단백질, 35%의 탄수화물이 들어 있다. 따라서 콩은 단백질 지방을 동시에 섭취하면서 좋은 양질의 탄수화물을 섭취할 수 있는 다이어트 식품이다.

콩의 GL지수는 1로 GL지수가 제일 낮은 음식 중에 하나다. 특히 엽산, 칼륨, 마그네슘, 섬유질을 많이 함유한 검은콩, 병아리콩, 렌틸콩 등은 좋은 다이어트 식품이다.

5. 호박

호박은 칼로리가 상대적으로 낮고 식이섬유가 풍부하다. 호박은 섭취 후에 혈당을 서서히 올리는 데 도움이 되기 때문에 다이어트에 좋은 음식이다. 찐 단호박 같은 경우는 100g당 칼로리가 66kcal로 약간 낮은 편이다. 늙은 호박의 GL지수는 3으로 고구마의 17보다도 낮다.

호박 한 컵에는 하루 식이섬유 섭취 권장량의 약 10%가 들어 있다. 섬유질이 풍부한 호박은 장 환경을 개선하고 포만감을 주기 때문에 다이어트에 아주 도움이 된다. 항산화 물질인 베타카로틴도 듬뿍 들어 있고 심혈관계 질환을 예방하는 데도 좋다. 비타민 A, B, C, E 등 함유된 비타민도 상당히 많다. 그리고 호박은 부종을 감소시키는 데도 도움을 줘서 다이어트에 도움이 많이 되는 음식이다.

이외에도 조금씩만 먹으면 좋은 탄수화물의 공급원이 될 수 있는 것으로 고구마, 단맛이 적은 과일 탄수화물을 함유한 채소 등이 있다. 이처럼 착한 탄수화물은 적당히만 먹으면 다이어트와 건강에 좋다.

편의점 음식도
괜찮다

우리 현대인은 너무 바빠서 식사를 제대로 챙겨 먹기도 힘든 경우가 많다. 이런 바쁜 생활 속에서 우리에게 오아시스 같은 곳이 있다. 그건 바로 편의점이다. 편의점에서도 건강하게 다이어트 할 수 있는 음식을 고를 수 있다면 얼마나 좋을까?

편의점은 빠르고 간편하게 먹을 수 있고 음식도 가성비가 높은 편이다. 그런데 빠르고 편하고 맛난 것만 먹다 보면 우리의 건강과 다이어트를 망치게 되는 원인이 될 수가 있다.

편의점에서 다이어트 음식을 고를 때는 무엇을 고려해야 할까? 우선 탄수화물 함량이 낮아야 하고 단백질 함량은 높아야 한다. 포화지방, 트랜스 지방, 나트륨 그리고 인공 감미료는 적어야 한다.

1. 각종 샐러드

요즘 편의점에 가보면 샐러드가 참 많이 나와 있다. 풍부한 채소와 단백질, 지방을 잘 섞어서 영양 성분도 잘 맞춘 샐러드가 많다. 아침에 가면 샐러드가 동나고 없을 때도 좀 있어서 사람들이 확실히 건강을 잘 챙기는구나 싶다. 샐러드 다이어트용 도시락은 아주 좋은 다이어트 식품이다.

2. 달걀

편의점에는 달걀이 아주 많다. 반숙, 완숙, 구운 달걀까지 있다. 달걀은 좋은 다이어트 식품일 뿐 아니라 비타민 C와 섬유질만 없는 완전식품이다. 구운란은 당 독소가 약간 높지만 심각하지는 않으므로 자기 기호에 맞게 먹어도 된다.

3. 무가당 두유와 아몬드 우유

앞서 마실 수 있는 유동식은 다이어트에 좋지 않다고 했는데, 그나마 괜찮은 유동식이 무가당 두유와 아몬드 우유다. 두유는 가공만 잘한다면 설탕 없이 만들 수 있다. 아몬드 우유도 상당히 괜찮은 음식이지만 당 함량이 제일 낮은 제품으로 고르도록 하자.

4. 스트링치즈

편의점에서 많이 볼 수 있는 스트링치즈는 정말 추천하는 식품이다. 맛도 좋고 간편하고 포만감도 생긴다. 스트링치즈를 고를 때는 '자연치즈' 혹은 '천연치즈'라고 쓰여 있는 것이 다른 첨가물이 적게 들어간 것이므로 이런 제품을 고르길 바란다.

5. 단백질 음료와 단백질 바

시중에 많이 판매되는 단백질 음료는 단백질 20g, 탄수화물 2.9g 정도로 성분이 괜찮은 제품이 많다. 그런데 여기에는 인공 감미료가 대부분 조금씩 들어있다. 그래서 한두 번 먹는 건 괜찮지만 매일 먹는 것은 별로 바람직하지 않다. 바쁠 때 운동하고 나서 하나씩 먹는 건 좋다.

요즘에 단백질 바 제품도 아주 잘 나온다. 단백질 바도 탄수화물 함량이 제일 적으면서 단백질 함량이 높은 것으로 선택하면 된다.

6. 어묵과 게맛살

어묵과 게맛살은 젊은층에서 인기가 좋다고 한다. 게맛살은 보통 칼로리가 100g당 85kcal 정도이고 탄수화물은 10g 정도 들어 있다. 성분이 괜찮다. 다만 나트륨 함량이 조금 높게 들어 있을 수 있으니까 나트륨 함량을 확인하고 먹는 게 좋다.

7. 닭가슴살

닭가슴살은 운동하는 사람이나 건강을 생각하는 사람들이 정말 많이 먹는 식품이다. 편의점에서도 닭가슴살을 아주 많이 팔고 있다. 맛도 괜찮고 영양 성분도 아주 괜찮은 편이다. 보통 닭가슴살 꼬치는 제품 하나의 용량 70g당 탄수화물 함량이 3g 정도다. 다만 나트륨 함량은 조심해야 한다.

8. 하루 견과

여러 가지 견과류를 조그마한 봉투에 담아서 한번에 먹을 수 있게 나온 제품이 있는데, 아주 좋은 식품이다. 맛도 괜찮고 좋은 단백질과 지방산을 섭취할 수 있기 때문이다. 다만 견과류의 팍팍한 맛을 줄이기 위해서 말린 과일과 요거트볼을 넣는 경우가 있는데, 그런 게 최대한 안 들어간 제품을 고르는 게 좋다.

9. 곤약면

나는 곤약면을 적극 추천하지는 않지만, 라면이 먹고 싶어서 편의점에 갔는데 다이어트를 생각해서 대체제를 찾는다면 곤약면을 권하고 싶다. 꼭 라면을 먹고 싶다면 곤약면으로 라면을 끓여보는 것도 괜찮다. 다만 라면 스프에 나트륨이 많이 들어 있으니 나트륨 함량을 조심하자. 그리고 국물째 다 먹지 말고 되도록 면만 먹자.

10. 무가당 그릭요거트

무가당 그릭요거트에는 아주 농축된 유단백이 들어 있고 탄수화물 함량도 아주 낮다. 고소하고 속에도 편하다. 100g당 탄수화물 함량이 2.7g 정도 되는 제품이 많은데, 그릭요거트를 만들 때 유당이 약간 나오기 때문에 탄수화물이 제로인 건 없다. 그러므로 탄수화물 함유량이 최대한 낮은 그릭요거트를 고르길 바란다.

탄수화물 함량을 계속 언급했는데 이 부분을 잠깐 짚고 넘어가자. 어떤 식품을 사면 탄수화물 함량을 꼭 확인하길 바란다. 보통 탄수화물 함량이 10g 이하면 아주 양호하고 5g 이하면 최고의 제품이다. 이런 것들을 잘 고려해서 편의점에 가서도 영양 성분표를 잘 확인하고 현명하게 이용한다면 다이어트와 건강에 좋은 음식을 고를 수 있을 것이다.

4장

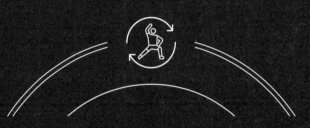

중년을 위한 관리법은
따로 있다

나잇살이 찌는 이유

같은 양의 운동을 해도 살이 안 빠지고 젊었을 때보다 적게 먹는데도 체중은 그대로인 이들이 있다. 건강검진을 받아보면 복부 비만은 높다고 나오고 근육은 매년 줄어든다고 나와서 마음이 참 불편하다.

내장 지방이 많다고 살을 좀 빼라는데 어디서부터 어떻게 시작해야 할지 모르겠고, 조금만 다이어트한다고 식사와 운동에 신경을 쓰면 금방 몸이 안 좋아진다.

나잇살은 전문적인 의학 용어는 아니지만 나이가 들수록 뱃살이 늘어나고 피부도 처지는 것을 나잇살이라고 일반적으로 말한다. 팔이나 다리 살은 오히려 줄어드는 것 같은데 오히려 유독 배만 불룩 나와서 거미 같은 체형이 된다.

청소년들과 20~30대 젊은 층의 비만은 에너지 과잉 섭취와 활동량 부족으로 생기는 것이 보통이다. 하지만 중년의 비만은 조금 다른 특징을 갖고 있다.

나잇살이 찌면 피부 탄력이 감소한다. 나이가 들면 내장지방이 늘어나는 동시에 살가죽이 축 처지면서 탄력을 잃은 피부는 울퉁불퉁하게 변한다. 특히 여성이 남성보다 피하지방이 많기 때문에 더 영향을 심하게 받는다. 나잇살이 찌는 여성들의 팔뚝 살이 늘어지는 것도 바로 이 때문이다.

나잇살의 가장 큰 문제는 내장지방이다. 말랑말랑한 피하의 체지방이 아니라 복부 안쪽에 들어 있는 내장지방이 문제다. 질병을 유발하지 않는 주름살과는 달리 뱃살은 만병의 근원이다. 내장지방은 고혈압, 당뇨병, 고지혈증 등의 만성질환은 물론 치매의 위험까지 높이는 것으로 알려져 있다.

특히 여성들은 폐경을 맞은 후 1년에 0.8kg 정도가 저절로 증가하는 것으로 알려져 있다. 그냥 가만히만 있어도 1년에 0.8kg의 체중이 늘어난다는 것이다. 정말 슬프고 충격적이지 않은가.

갱년기가 4~7년 정도 지속된다는 점을 감안하면 폐경기에

통상 3~6kg 정도의 체중이 늘어나는 셈이다. 그러니까 갱년기 여성이 다이어트에 신경을 많이 써야 하는 것은 어찌 보면 당연한 일일 수도 있다. 폐경 이후에 갑자기 늘어난 체중과 복부 비만은 미용적인 면뿐만 아니라 건강 면에서도 문제가 될 수 있다.

여기서 말하는 중년 여성은 여성 호르몬이 저하되기 시작해서 비만의 문제를 안고 있는 40대 정도부터 폐경을 거치고 이후 노년을 맞기 전까지 60대 중반까지를 말한다. 우리 병원에 내원하는 많은 환자도 중년 여성인데, 그들에게서 정말 자주 듣는 말이 있다.

"내가 20대 때 이 정도로 운동을 했으면 미스코리아에 나갔겠어요. 운동을 해도 효과가 없어요. 젊을 땐 한두 끼 굶어도 괜찮았는데 이젠 굶기도 힘들고 굶으면 너무 기력이 없어서 너무 힘들어요. 다이어트를 해야 하는 건 알고는 있는데 조금만 다이어트를 해도 여기저기 아프고 의욕도 없고 지치기만 해요."

이런 말에 많이들 공감할 것이다. 중년 여성의 다이어트는 왜 이렇게 힘이 드는 걸까? 여성 호르몬에 대한 가장 큰 오해 중에 하나는 여성 호르몬은 폐경을 맞아야 감소한다고 생각하는 것이다. 하지만 여성 호르몬은 30대 중반부터 감소하기 시작해서 40대에 접어들면 급속도로 감소한다. 그래서 40대에서 60대 중반은 여성 호르몬의 감소로 살이 찌는 시기다.

폐경기 전후에는 체지방 분포에도 변화가 일어난다. 젊은 시절에 여성은 지방 조직이 주로 엉덩이, 허벅지, 가슴 등에 분포한다. 이에 비해 폐경 전후 여성들은 지방 세포의 분포가 엉덩이나 허벅지에서 복부로 이동하기 때문에 허벅지는 가늘어지고 뱃살은 저절로 늘어난다. 특히 복부의 피하지방보다 내장지방이 훨씬 더 많이 늘어난다.

최근 《유럽 심장 저널_European Heart Journal》의 연구에 따르면 건강한 체중을 유지하는 여성 중에서 심근경색과 심장혈관 질환 위험군에 속한 여성들은 대부분 엉덩이와 허벅지 같은 쪽의 비만보다 복부 비만이 많은 것으로 확인되었다. 이 연구에서 시사하는 바는 다리나 엉덩이에 살이 찌는 것보다는 배에 지방이 많은 여성이 심혈관계 질환에 걸릴 위험이 3배 이상 높다는 것이다. 중년에 들어서 몸에 좋지 않은 생활 습관을 이어간다면 복부 지방이 더 쉽게, 빨리 생기고 건강을 위협할 수 있다는 뜻이다.

따라서 폐경 후에 여성들은 폐경 전과 비교를 했을 때 몸무게가 같더라도 복부 내장지방 비율이 훨씬 더 커진다. 알다시피 피하지방은 보기에는 안 좋아도 성인병과 연관은 적지만 폐경기 때 내장 비만은 각종 성인병의 원인이 된다.

중년 여성이 비만이 되면 내장지방이 쌓여 만성질환을 일으키기 쉽다. 당뇨병, 고혈압, 고지혈증, 지방간, 고요산혈증 등 만성질환을 일으켜서 건강을 위협하게 된다.

또한 최근 연구에 따르면 폐경 후 여성이 체중을 5%로 감소시키면 유방암의 발생을 12% 낮춘다고 한다. 그뿐 아니라 중년 여성의 비만은 치매도 유발한다고 알려져 있다.

폐경기 여성을 비롯해 중년층이 살찌는 원인에 대해 구체적으로 정리하면 다음과 같다.

1. 여성 및 남성 호르몬의 감소

중년에 살이 찌는 건 나이가 들수록 여성 호르몬, 남성 호르몬 같은 성호르몬이 감소하는 것과 연관이 있다.

여성의 경우, 한국 여성의 평균 폐경 나이는 49.3세 정도다. 즉 여성의 나이가 50세에 가까워지면 누구나 폐경기를 겪는다는 것이다. 나이가 들수록 여성 호르몬이 감소하는 것은 중년 비만의 주요 원인이다.

여성 호르몬은 복부 지방의 분해를 촉진하는 효과가 있어서 젊은 시절에는 콜라병 같은 잘록한 허리를 가지고 살 수 있다. 그러나 폐경이 되면 여성 호르몬이 줄면서 복부 비만이 증가한다.

여성 호르몬이 줄어들면 왜 살이 찌는 걸까? 여성 호르몬인 에스트로겐은 난소뿐만 아니라 지방 조직에서도 만들어진다. 그런데 폐경이 되면 난소에서 생성되는 에스트로겐이 급격하게 줄어들게 된다. 그 부족분을 보충하기 위해서 우리 몸은 체지방을 증가시켜서 에스트로겐을 합성하라는 명령을 내린다. 그래서 살이 찌는 것이다.

2. 성장 호르몬의 감소

나이가 들수록 살이 찌는 근본적인 이유는 뇌하수체에서 분비하는 호르몬인 성장 호르몬의 감소 때문이다. 성장 호르몬은 아이들이 성장할 때에나 나오는 것이라고 생각하는 사람이 많지만 다 큰 어른이라고 할지라도 성장 호르몬은 계속 나온다. 성장 호르몬은 잠든 사이에 많이 분비되는데, 나이가 들수록 분비량이 줄어들게 된다. 20대 이후부터 10년마다 14.4% 씩 감소해서 60대 이후에는 20대의 절반 정도로 줄어든다.

성장 호르몬은 청소년기에는 뼈와 근육의 성장을 돕지만 성장이 끝난 성인의 몸에서는 근육량을 유지하고 지방이 사지 말단으로 골고루 분포하게 한다.

그런데 30대 이후에는 성장 호르몬의 분비가 점점 감소하기 때문에 지방이 사지 말단으로 골고루 미치지 못해서 배에 지방이 집중적으로 쌓이며 조금씩 볼록하게 나오게 되는 것이다.

특히 복부 비만 중에서도 내장지방이 집중적으로 쌓여서 고혈압, 당뇨병, 고지혈증과 같은 여러 가지 성인병을 생기게 한다. 또한 성장 호르몬의 감소는 근육량도 줄어들게 해서 활력이 떨어지고 쉽게 피로를 느끼게 된다.

3. 기초대사량과 근육량의 감소

기초대사량이란 신체가 생명을 유지하기 위해서 필요한 최소한의 에너지 소비량을 말한다. 다시 말해 아무것도 하지 않아도, 숨 쉬고 먹고 자고 배설하는 것만으로 소비되는 에너지의 양이다.

그렇기 때문에 기초대사량은 다이어트에서 매우 중요한 요소다. 기초대사량은 전체 칼로리 소비의 65~70%에 해당하는

데, 기초대사량이 높으면 똑같이 운동하고 똑같이 먹어도 기초대사량이 낮은 사람보다 살이 덜 찐다.

특히 여성은 폐경으로 다가갈수록 기초대사량이 낮아져서 신체의 칼로리 소모 능력이 떨어진다. 40대 이상의 여성은 기초대사량의 감소와 더불어서 근육량도 줄어들기 때문에 비만이 더 가속화되는 것이다.

기초대사량은 30대 이후에 매년 1%씩 감소한다고 한다. 여성의 경우 25세 이상부터 근육량은 매년 0.5~1kg씩 감소하고 중년이 되면 근육의 감소는 더욱 가속화한다. 기초대사량과 근육의 감소는 같은 양의 음식을 먹어도 쉽게 지방으로 변해서 몸속에 쌓이게 하는 역할을 한다. 그래서 젊었을 때만큼 운동을 해도 효과는 덜 나타나고, 젊었을 때보다 적게 먹는데도 살이 찌게 되는 것이다. 근육량의 감소는 기초대사량의 감소로 이어지고, 기초대사량의 감소는 비만으로 이어지는 악순환이 계속된다.

4. 정제 탄수화물의 섭취

요즘 젊은이들이 비만이 되는 원인 중에 가장 큰 문제가 되는 것이 정제 탄수화물인데, 젊은 층과 중년이 탄수화물 중독이 되는 상황이 조금 다르다. 젊은 층은 어린 시절부터 상업적인 단맛에 길들어서 정제 탄수화물을 먹는다고 한다면, 중년층에서의 단맛 중독은 어린 시절에 풍부하게 먹지 못했던 단맛의 음식이 지금은 풍부해지다 보니 자기도 모르게 단것을 자주 먹는 경우가 많다.

어릴 적 귀했던 단맛의 음식을 지금도 귀하고 몸에 좋다고 생각하는 사람도 아주 가끔 있다. 지금의 중년 여성은 가족을 위해서 희생하느라 따로 취미생활을 가질 시간이 없었던 세대다. 그러다 보니 집에서 텔레비전을 보면서 정제 탄수화물을 조금씩 자주 먹는 경우가 참 많다. 그런 음식에는 주로 과자, 과일, 고구마, 액상 과당 음료 등이 있다. 이런 정제 탄수화물이 비만의 원인이 되는데 이를 인지하지 못하고, 하루 세 끼 식사는 적게 먹는데 살이 찐다고 하소연한다.

거기다가 가족들을 위해 일을 하고 밤 시간에는 혼술을 즐기면서 혼자만의 시간을 보내는 사람도 최근에 많아졌다. 식사도 탄수화물 위주, 간식도 탄수화물 위주인 경우가 많아서 복부에 내장 지방이 쌓이고 근육은 부족해지는 마른 비만이 많은 것이 특징이다.

유독 중년 여성에게 마른 비만이 많은 이유는 운동할 시간도 없고 정제 탄수화물을 자주 먹다 보니까 단백질 섭취가 부족하기 때문이다.

중년의 마른 비만이 젊을 때의 마른 비만과 다른 점은 건강을 심각하게 위협한다는 것이다. 특히 중년 이후에는 단백질 섭취를 통한 근력 향상이 매우 중요한데 육류를 잘 못 먹겠다는 사람도 많다. 이런 사람이라면 간식으로 정제된 탄수화물보다는 콩류나 견과류 등의 단백질을 먹을 것을 권한다. 식사 중에는 달걀이나 생선 등의 부드러운 육류부터 먹기 시작해서 닭가슴살, 돼지고기, 소고기 부위 중에서 살코기 부분을 먹길 바란다.

5. 사회 심리적인 요인

갱년기 다이어트에는 심리적인 요인도 크게 작용한다. 중년이 되면 노화 현상으로 생리 기능이 원활하지 못하게 되고 질병에 대한 저항력과 면역력이 떨어지기 마련이다.

'빈둥지증후군'이란 자녀들이 장성에서 결혼, 군대, 직장 등으로 인해 가정을 떠나고 배우자도 사업 등으로 바빠서 여성 혼자 집에 남겨져 있다는, 외로움과 쓸쓸함을 느끼는 시기에 나타나는 일종의 우울감 및 상실감 등의 증상을 말한다. 애정의 보금자리로 생각했던 가정이 빈 둥지로 전락하고 자신은 빈껍데기 신세가 되었다는 불안하고 우울해하는 마음이 커지는 시기다.

빈둥지증후군 시기를 겪으면서 낮아진 자존감과 우울감 때문에 폭식으로 이어지는 경우가 많고, 이처럼 잘못된 식생활로 인해서 비만이 되는 경우가 많다. 비만은 자존감의 결여와 우울감으로 이어지고 다시 감정적 폭식을 하는 악순환의 굴레에 빠지게 되는 것이다.

폐경 이후에 에스트로겐 수치의 감소는 행복 호르몬인 세로토닌 수치를 감소시켜서 감정적 기복을 심화시킨다. 이에 따라 우울감, 자존감 감소 등이 발생할 수 있고, 이는 활동력의 저하, 정제 탄수화물의 섭취로 이어져서 비만을 유발할 수 있다. 또한 스트레스와 음주 같은 사회적인 원인도 잘 살펴봐야 한다.

지금까지 살펴본 바와 같이 중년 여성들은 신체적 정신적으로 살이 많이 찔 수밖에 없는 환경에 처해 있다. 하지만 이런 환경에 굴복한다면 비만은 점점 더 악화하고 건강은 점점 더 나빠질 것이다. 이제 100세 시대다. 중년의 비만과 건강은 이후에 인생 후반기의 삶을 좌우하는 열쇠가 된다.

가족을 위해 희생하고 자기 자신을 돌보지 못한 시간을 보내왔다면 이제부터는 조금 더 자기 자신을 돌보자. 내가 좋아하는 것, 내 몸에 이로운 음식과 운동에는 무엇이 있는지 찾아보면 어떨까?

나잇살은 이렇게 빼자

노화가 진행되는 중년의 경우에는 잘못된 방법으로 다이어트를 하거나, 기초 체력이 부족한데 본인의 체력을 과신하고 무리한 운동을 하다가 오히려 건강을 해치는 경우가 상당히 많다. 나잇살을 빼는 최적의 방법을 몇 가지 알아보자.

1. 적당한 열량의 식이는 반드시 섭취해야 한다

젊었을 때는 굶는 다이어트가 안 좋지만 그래도 허용될 수 있다. 그런데 중년 여성이 굶는 다이어트를 하면 필요한 영양소가 제대로 공급되지 않기 때문에 젊을 때보다 훨씬 더 건강을 위협한다. 세포는 포도당을 에너지원으로 쓰는데 끼니를 굶으면 이 포도당을 만들기 위해서 근육은 아미노산을 자꾸 갖다 쓰게 되고 근육량은 점점 감소한다.

가뜩이나 근육이 필요한 중년 시기에 굶는 다이어트는 정말 위험하다. 각종 영양의 불균형, 골다공증의 위험 등이 생길 수 있기 때문이다. 더군다나 중년에는 요요 현상이 쉽게 오기 때문에 적당한 열량의 섭취가 중요하다.

목표를 너무 무리하게 세우면 금방 포기하게 되고, 건강에 나쁜 영향을 미칠 수 있다. 나의 몸을 젊었을 때처럼 생각하다 가는 건강을 해칠 수 있기 때문에 한 달에 1~2kg 정도 뺀다고 생각하고 꾸준히 다이어트하자.

2. 섭취 열량의 30%를 줄이자

나잇살이 이미 찐 단계라면 젊을 때보다 기초대사량이 떨어진 상태라고 보면 된다. 그래서 젊을 때와 똑같은 양을 먹으면 당연히 살이 찐다. 따라서 과식은 금물이고 지방과 탄수화물 섭취량을 전체적으로 좀 줄여야 한다.

음식 섭취량을 줄이면 몸속에 세포 노화를 유도하고 각종 질환을 유발하는 활성산소의 생성도 줄일 수 있다. 평소 섭취

열량의 30%를 줄이는 게 좋은데, 미국 국립노화연구소에서 실시한 실험에 따르면 전체 열량의 30%를 줄인 원숭이가 가장 오래 살았다고 한다.

3. 아침을 꼭 챙겨 먹고 탄수화물 줄이자

나이가 들면 한 끼에 많은 영양분을 한꺼번에 먹는 게 힘들어진다. 젊었을 때야 몇 끼 굶다가 한 끼에 많은 영양분을 섭취해도 큰 몸에 무리가 없었다. 하지만 나이가 들어서 한 끼에 너무 많이 먹거나 한 끼에 단백질을 과하게 먹으면 소화 불량으로 고생하거나 이후에 몇 끼를 굶어야 할 수도 있다. 그래서 하루 세 끼를 적당량 챙겨 먹는 게 중요하다.

특히 아침은 꼭 챙겨 먹어야 저녁에 과식을 막을 수 있다. 국수나 빵, 떡 같은 음식이 구하기 쉽고 먹기 쉽다고 자주 먹는 사람이 있다. 그러나 나이가 들수록 이런 정제 탄수화물은 줄여야 한다.

4. 단백질을 충분히 먹자

"살을 빼려면 고기를 먹지 않아야 하는 것 아닌가요?"라고 오해하는 중장년층이 간혹 있다. 하지만 나잇살을 빼고 근력을 키우고 몸의 에너지 생성을 늘리기 위해서는 단백질 공급이 필수다. 특히 중년 여성들은 맨밥과 가족들이 남긴 반찬으로 대충 끼니를 때우는 경우가 많아서 참 안쓰럽다.

탄수화물 중심의 식사는 비만을 부른다. 그리고 단백질 부족으로 근육량이 줄면서 피부가 더 늘어지게 되고 나잇살이 더 찌게 된다. 따라서 영양소를 균형 있게 먹는 게 좋다.

단백질 섭취는 아무리 강조해도 지나치지 않다. 고기를 먹되 기름기가 적은 부위로 먹는 게 좋다. 고기를 싫어하거나 잘 안 먹는 사람이라면 콩이나 두부, 달걀 같은 것을 먹어도 좋다.

5. 녹황색 채소를 꾸준히 먹자

녹황색 채소를 섭취하면 식이섬유뿐만 아니라 항산화 성분을 섭취할 수 있어서 노화를 예방하고 혈관을 깨끗이 할 수 있다. 채소, 과일 등에 많은 식이섬유를 충분히 섭취하는 것도 중요하다.

식이섬유는 포만감을 지속시켜서 과식을 막는다. 또 식후 당분의 섭취의 속도를 조절해서 살이 찌는 것을 막아준다. 녹황색 채소를 통해서 다이어트에 꼭 필요한 미네랄과 미세 영양소를 섭취하는 것은 나잇살을 이기는 지름길이다.

6. 운동을 하루에 30분, 일주일에 5회 이상은 하자

나잇살을 빼려면 지속적으로 근력 운동이 필요하다. 운동이 근육량을 증가시켜서 기초대사량이 떨어지는 것을 막는다. 기초대사량이 떨어지면 체내에 에너지 소모량이 줄어드는 것이기 때문에 많이 먹지 않아도 살이 쉽게 찐다.

무작정 무거운 덤벨을 드는 식의 어려운 운동을 하기보다는 천천히 근력 운동의 강도를 높여가는 것이 중요하다. 중년층은 무산소 근력 운동을 하다가 근육을 다치기가 쉽기 때문에 하루 두세 번 정도로 나눠서 천천히 강도를 올려가면서 하는 것이 좋다.

나잇살과 뱃살을 빼려면 유산소 운동과 근력 운동을 적절한 비율로 해야 한다. 내장지방을 빼는 데는 유산소 운동이 더 유리한데 유산소 운동도 다치지 않게 저강도로 하는 게 좋다. 따라서 걷기나 완만한 등산, 배드민턴 같은 것을 추천한다. 복부에 지방이 붙지 않도록 하고 기초대사량도 늘려주는 근력 운동을 하는 것도 매우 중요하다.

중장년층은 몸 전체의 근육을 자극하는 운동을 통해서 더 많은 칼로리를 소비하고 신체의 균형을 잡는 게 중요하다. 혼자 하기 힘들다면 주치의나 운동 전문가와 상의해서 자신에게 맞는 운동의 강도, 운동의 종류를 선택하는 것도 좋겠다. 또 질병이 있다면 운동 강도와 시기를 의사와 상의해서 실행하길 바란다.

7. 골다공증을 고려해서 다이어트하라

무리한 다이어트는 칼슘과 단백질의 섭취를 떨어뜨리고 영양 결핍을 만들어서 내분비 이상을 초래하고 골다공증을 유발할 수 있다. 나이가 들면서 누구나 골다공증이 생기지만 폐경 후 여성들은 아주 골다공증에 취약하기 때문에 조금만 넘어져도 골절이 될 수 있다.

골다공증을 예방하기 위해서는 균형 잡힌 영양소를 잘 섭취하고 체중이 실리는 운동을 해주는 것이 좋다. 50대 이후 폐경기 여성들에게는 충분한 칼슘과 비타민 D 섭취도 매우 중요하다.

8. 술을 줄이고 담배를 끊자

미국 하버드대학 공중보건대의 연구에 따르면 매일 술을 마시면 체중이 평균 증가치보다 0.19kg 더 늘었다. 또한 원래 담배를 피우지 않다가 담배를 피운 사람들은 4개월 단위로 봤을 때 평균적으로 나잇살이 2.35kg 더 쪘다고 한다.

술은 우리 몸에서 독성으로 작용하기 때문에 같이 들어온 안주를 분해하기보다는 술을 먼저 분해하려고 한다. 그래서 술을 마시면 분해되지 못한 탄수화물과 지방은 고스란히 우리 몸에 쌓이게 된다. 또 술은 밤에 마시게 되고 안주도 아주 맛난 것들로 먹게 되므로 살이 찐다. 40대부터 술은 마시는 족족 지방으로 간다고 생각하면 된다.

또한 담배를 피우고 나서 음식을 먹으면 식욕이 떨어지는 것 같아서 담배를 피우면서 다이어트를 했다는 사람이 있는데 잘못된 얘기다.

담배를 피우면 일부 미각이 떨어질 수 있다. 그렇지만 궁극적으로 담배는 내장지방을 유발할 수 있고 혈관에 들어가서 온갖 나쁜 짓을 다 한다. 그래서 담배는 실질적으로는 다이어트에 아주 나쁜 영향을 준다.

따라서 술은 정말 사회적으로 꼭 필요한 자리에서는 한두 잔으로 끝내고 담배는 완전히 끊는 게 좋겠다.

9. 지병을 잘 관리하고 다치지 말자

중장년층이 나잇살이 찔 때가 되면 지병 한두 가지 가지고 있을 수도 있다. 지병을 잘 관리하는 것이 결국은 다이어트를 잘하는 길이고 나잇살을 잘 관리하는 길이다. 특히 근골격계 질환이 있다면, 예를 들어 무릎이나 허리가 아프다면 잘 관리해야 나잇살을 예방할 수 있다.

경험해본 사람도 있겠지만 무릎이나 허리가 아파서 운동을 못 하면 바로 살이 찐다. 그러면 정말 걷잡을 수 없게 나잇살이 찌게 된다.

중장년 때는 한 번 다치면 몇 주 드러누울 수도 있고, 그렇게 되면 그동안 운동했던 것과 다이어트했던 것이 '도로아미타불'이 될 수 있다. 그래서 앞서 말했듯 근력 운동이나 유산소 운동할 때 천천히 강도를 올려가는 게 좋다. 지병을 잘 관리하고 운동하다가 다치지 않는 것이 상당히 중요하다.

10. 당 독소가 많은 음식을 피하자

앞서 설명했듯 당 독소는 살이 찌게 할 뿐 아니라 건강에도 문제를 일으킨다. 당 독소는 치매, 녹내장, 백내장, 지방간, 각종 당뇨 합병증도 일으키는 것으로 알려져 있다. 당 독소가 많은 음식은 젊었을 때는 좀 먹었다고 하더라도 40대 이후부터는 끊어나가야 한다. 1년에 한두 번 직화구이를 먹을 수는 있겠지만 일주일에 한 번 직화구이를 먹는다면 다이어트는 물론 건강에도 좋지 않다.

11. 먹었으면 움직여라

우리가 젊었을 때는 밥 먹고 누워 있다가 잠이 들고 그래도 괜찮았다. 그런데 중년에 들어서는 식후에 아무것도 안 하고 소파에 누워 있다 잠이 드는 습관은 끊어야 한다.

우리가 음식을 먹으면 한 20분 정도 후부터는 혈당이 쫙 올라간다. 이때 일어나서 운동을 하면 혈당이 올라가다가 멈추고, 쭉 유지하다가 운동이 끝날 때쯤 다시 떨어진다. 미국 하버드대학 공중보건대 연구에 따르면 매일 1시간씩 텔레비전을 볼 때마다 0.14kg씩 체중이 늘었다고 한다.

앞서 거듭 강조했듯 식후에 바로 걷는 것이 상당히 중요하다. 우리가 식사를 한 20분 한다고 생각하면 식사 직후부터 혈당이 오르기 시작한다. 식사 직후부터 어슬렁어슬렁 걷기 시작해서 배가 안 아프다면 조금 더 속도를 내서 걸어보자. 식사 직후에 위장 장애 때문에 걱정하는 사람도 있는데, 심각한 위장 장애가 있는 게 아니라면 식사 직후에 걷는 건 문제가 안 된다.

무리해서 걸으라는 게 아니다. 식사 직후에 재활용 쓰레기도 버리고 설거지도 하고 밖에 나가서 30~40분 걷고 들어오라는 것이다. 이때 속도를 높일 수 있다면 배가 안 아플 정도로 조금 더 숨이 차게 걸으면 더 좋다.

12. 충분한 수면을 취하라

젊을 때야 밤을 많이 새울 수 있다. 밤새 일도 하고 놀 수도 있었다. 그런데 중년이 되어서는 하룻밤만 잠을 설쳐도 며칠이 힘들다. 우리 몸의 적응력이 많이 떨어진 것이다. 그래서 중년이 되면 수면의 문제는 정말 중요하다.

수면 시 나오는 호르몬 중에 제일 중요한 게 성장 호르몬이라고 했다. 성장 호르몬은 근육을 증가시키고 지방을 태우는 역할 하는 아주 중요한 호르몬이다. 성장 호르몬은 밤 10시부터 새벽 2시까지 가장 많이 나온다. 그런데 많은 사람이 이 시간을 날려버린다. 그렇게 되면 살은 고스란히 찌게 된다.

잠을 못 자면 그렐린, 렙틴 같은 식욕을 조절하는 호르몬들이 교란된다. 그리고 코티졸이라는 스트레스 호르몬이 나와서 내장지방을 축적한다. 그래서 만성적으로 잠을 못 자는 사람들은 내장 비만과 각종 대사질환으로 고생하게 된다.

밤에 근무하는 사람은 어쩔 수 없지만 밤에 잠을 잘 수 있는 여건이라면 수면을 위해 투자해야 한다. 잠이 오면 자는 게 아니라 숙면을 위해 노력하는 자세를 가져야 한다. 밤늦게 발광 조명을 사용하거나 스마트폰을 보는 걸 피하자. 잠자리에 들 때는 낮은 조도의 조명을 사용하고 책을 보다가 자는 습관을 가지자.

13. 불규칙한 생활 습관을 버려라

몇 끼 건너뛰었다가 폭식하는 생활을 젊었을 때는 할 수 있다. 그리고 생활하다 보면 그럴 때도 있다. 하지만 나이가 들면 우리 몸의 적응력이 많이 떨어지기 때문에 불규칙한 생활 습관은 몸이 망가지고 비만으로 가는 지름길이다.

예를 들어 밥을 안 먹다가 갑작스럽게 폭식을 한다든지 식사 간격이 짧아졌다가 갑자기 길어진다든지 하는 습관은 정말 안 좋다. 우리 몸에서 인슐린이 적당한 시간에 나오고, 적당한 시간에 쉬어서 췌장까지 쉬게 해줄 수 있는 생활 습관을 가져야 한다.

불규칙한 생활 습관은 우선 인슐린을 망가뜨리고 스트레스 호르몬이 코티졸을 나오게 해서 내장지방을 축적한다. 그러므로 되도록 기상 시간과 잠자는 시간, 식사 시간을 정해놓고 지켜보자.

14. 스트레스를 관리하라

스트레스는 인간의 가장 큰 적이지만 정말 피하기 힘들다. 젊었을 때야 스트레스를 받아도 풀 수 있는 계기도 많다. 술도 마실 수 있고 밤새 놀 수도 있다. 그러나 중년이 돼서 스트레스 관리가 제대로 안 되면 앞에서 말한 모든 문제가 생긴다. 스트레스 관리가 안 되면 정제 탄수화물도 먹고 술도 마시게 되고 담배도 피우게 된다. 수면장애도 올 수 있고 생활 습관도 엉망이 되고 폭식도 할 수 있다.

앞서 말했듯 스트레스는 코티졸이라는 호르몬을 나오게 하고 렙틴, 그렐린을 엉망으로 만들어서 아무 때나 배가 고프게 된다. 그래서 스트레스를 받으면 비만으로 갈 수 있다. 그리고 비만은 건강 문제를 야기한다.

스트레스 관리는 쉽지 않다. 하지만 스트레스를 해소할 수 있는 취미라든지 생활 방식을 찾아야 한다. 명상이나 스트레칭을 하거나 음악을 들으면서 잠시 눈을 감고 쉬든지, 자기 나름의 방법을 찾아 적절히 스트레스를 해소해 보자.

다이어트와 건강을 위해서는 익숙했던 것이나 즐겼던 것들과도 이별해야 할 때가 온다. 젊었을 때는 허용될 수 있었던 나쁜 습관도 중년이 되면 헤어질 결심을 해야 한다. 그래야 중년 이후 노년까지도 건강하게 살 수 있다. 자신의 습관을 돌아보는 것이 그 시작이다.

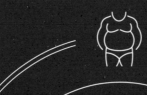

5장

배 나온
올챙이들에게

팔다리는 얇은데 배만 볼록?
마른 비만!

팔다리는 가늘고 배는 올챙이처럼 볼록 나와 있는 이들이 있다. 건강검진을 해보면 정상 체중이고 BMI도 정상인데 내장 비만이라는 지적을 받는다. 실제로 우리나라 여성의 10명 중에 3명이 마른 비만이라고 한다.

비만의 위험성에 대해서는 많이 알고 있지만, 마른 비만에 대해서는 잘 모르는 게 사실이다. 마른 비만이란 BMI와 체중이 정상 범위에 있는데도 체지방률이 높고 주로 지방이 복부에 집중된 경우를 말한다.

마른 비만인 사람은 우선 팔다리가 다른 신체에 비해서 상대적으로 좀 가늘고 배가 볼록 나와 있다. 살을 만져보면 탄탄

하지 않고 말랑말랑한데, 그게 다 지방이다. 그리고 체성분을 재보면 근육량이 부족하다. 예를 들어 BMI와 체중은 정상인데 체지방률이 높고 근육량이 너무 적다. 복부 비만도가 아주 높고 내장지방이 많다.

최근 한림대 성신병원 류마티스 내과의 김현아 교수팀이 발표한 연구에 따르면 실험 참가자 1530명 중에 16.4%가 정상 체중이면서 대사증후군을 앓고 있는 마른 비만으로 나타났다고 한다. 특히 젊은 여성들 중에 마른 비만이 상당히 많아졌다. 그러나 나이를 불문하고 폐경기 이후의 여성들 중에서도 마른 비만이 많다.

마른 비만의 원인은 외모 지상주의적인 사고방식과 상당히 연관이 있다고 본다. 부적절한 방법, 즉 무작정 굶거나 원푸드 다이어트를 하다 보면 체중은 감소하지만 근육량이 줄고 내장지방이 증가하는 문제에 봉착할 수 있다.

마른 비만인 사람은 정상 체중과 정상 BMI에 속해 있기 때문에 본인이 비만이라는 걸 모르는 경우가 많고, 그래서 건강에 소홀한 경우가 상당히 많다.

그런데 마른 비만이면 각종 성인병, 대사질환 등의 위험성이 높다. 마른 비만의 경우 대부분 내장지방이 많이 찐다. 내장지방이 많으면 인슐린 저항성을 높이기 때문에 당뇨병을 유발하거나 악화시킬 수 있고, 이는 일반 비만과 마찬가지로 고혈압, 당뇨병, 고지혈증, 지방간, 통풍 등을 일으키는 주요한 원인이 된다.

마른 비만을 측정할 때는 BMI나 체중만 가지고 판단할 수 없다. BMI가 비만을 측정하는 유용한 도구임에도 불구하고 한계점이 분명히 있다.

운동선수처럼 체지방은 적고 근육량이 아주 많은 사람도 BMI만 본다면 과체중이나 비만으로 나올 수도 있다. 외견상 말라서 BMI가 저체중으로 나온다고 하더라도 체지방이 많은 마른 비만일 수 있다.

지방이 많이 축적되는 여성과 근육이 발달하는 남성의 차이점, 인종 간의 차이점도 구별하지 않는 것이 BMI의 단점이다. 따라서 BMI가 정상이라고 안심하면 안 된다.

그래서 복부 둘레를 측정하는 것도 비만을 진단하는 중요한 도구다. 미국 심장학회 의학 전문지 서큘레이션에 따르면 여성 4만 4636명을 대상으로 16년 동안 추적 조사한 결과 BMI가 정상 범위에 속하더라도 복부 비만이 있는 여성은 심혈관계 질환으로 인한 사망률이 3.02배 증가한다고 한다.

허리둘레가 이렇게 중요한데도 국제적인 기준은 아직 없다. 그래서 국제당뇨병연맹에서는 민족에 따라 적합한 허리둘레 기준을 사용할 것을 권장하고 있다. 한국인의 경우 허리둘레를 기준으로 본다면 남성은 90cm 이상, 여성은 85cm 이상을 복부 비만으로 본다.

체지방률도 마른 비만을 측정하는 기준이 된다. 체지방률은 생체 전기 저항 분석법으로, 인바디나 체성분 검사를 말한다. 체성분 검사는 정상은 30세 이전과 이후 그리고 남성과 여성을 다 다른 기준으로 측정한다.

미국 내분비학회의 비만 기준을 보면 남자는 25% 이상, 여자는 35% 이상을 비만으로 진단한다. 그중에서 한국인은 남성은 25% 이상, 여성은 30% 이상 부터를 비만으로 진단한다. 체지방률 자체도 시대와 나이 성별에 따라서 달라지므로 상대적인 것이다.

최근 연구에 따르면, BMI가 정상이더라도 남자는 26% 이상, 여자는 30% 이상이면 심혈관계 위험 요소를 동반한 비만으로 정의한다. 겉보기에 살쪄 보이지 않더라도 정기적으로 체성분 검사를 해서 내가 마른 비만은 아닌가 확인해보자.

복부 비만 완전 타파하는
7가지 방법

흔히 말하는 복부 비만, 즉 뱃살에는 두 종류가 있다. 피하지방과 내장지방이다. 손으로 잡아서 잡히는 부분이 피하지방이다. 반면 손으로 잡아서 잡히지 않는 배속 안쪽에 있는 지방이 내장지방이다.

몸은 말랐는데 배만 볼록한 경우에는 대부분 내장지방이 많은 것이다. 내장지방은 겉으로 만져지지 않기 때문에 단순 허리사이즈를 가지고 측정하기 보다는 체성분 검사 기계로 정확히 검사할 수 있다.

피하지방은 외모적으로 문제가 될 수 있는 데 비해 내장지방은 외모보다는 건강을 위협하므로 더 위험하다. 피하지방은 보기 좀 싫을 뿐이지만 내장지방은 건강을 심각하게 위협하는 것이다.

내장지방이 증가하면 인슐린 저항성이 높아진다. 인슐린 저항성이란 포도당을 연소해서 혈당을 낮추는 역할을 하는 인슐린이 제대로 기능을 못 하는 것을 말한다. 이는 곧 당뇨병으로 이어진다.

또 내장지방이 많으면 나쁜 콜레스테롤인 LDL 콜레스테롤과 중성지방이 늘어난다. 좋은 콜레스테롤인 HDL 콜레스테롤은 줄어서 고지혈증이 발생한다. 이 상태가 지속되면 치명적인 질병 중의 하나인 심근경색, 뇌졸중 등 심혈관계 질환이 생길 수 있다.

그뿐 아니라 내장지방은 암의 원인으로도 작용한다. 간암, 신장암, 대장암과 췌장암을 비롯해서 유방암, 자궁내막암, 난소암이 생기기도 한다. 내장지방은 비만 세포에서 나오는 물질인 아디포카인을 분비해서 암 발생을 높이고 우리 몸에 대사에 문제를 일으킨다.

과거에는 체지방이 단지 에너지 저장 창고에 불과하다고 생각했다. 그런데 연구가 계속되면서 지방이 그냥 에너지 창고가 아니라 지방에서 혈중으로 굉장히 다양한 물질을 분비한다는 걸 알게 되었다. 그중 일부는 '아디포카인'이고, 그 외에도 여러 가지 물질이 있다.

이처럼 지방에서 분비되는 여러 가지 물질이 체내에 염증을 유발하고 동맥경화를 유발하고 대사 이상을 유발하면서 암을 비롯한 질병을 일으키는 것으로 추측한다.

영양을 과잉 섭취해서 비만해진 사람들은 실제로 몸 안에 혈중 인슐린 수치가 늘 높다. 그래서 인슐린이 항상 높다 보니 쉽게 배고프고 식사 시간이 조금만 늦어져도 심하게 우울해지며 견디기 힘들어 짜증을 낸다. 이런 사람들한테 적게 먹으면서 다이어트하라고 하는 것은 정말 가혹한 일이다.

내장지방이 많은 경우 건강도 심각하게 위험할 수 있고 체중 감량도 정말 어려운 게 사실이다. 노력한다고 하는데도 배는 그대로고 허리 사이즈도 줄지 않는다. 어떻게 하면 좋을까? 지긋지긋한 내장 비만을 해결하는 방법 7가지를 알아보자.

1. 정제 탄수화물을 금하라

정제 탄수화물은 잘 갈아낸 탄수화물이다. 그리고 맛있다. 정제 탄수화물에는 식이섬유가 부족하고 당분의 함량은 높으며 단백질의 함량은 떨어진다. 당분 함량이 높은 음식을 섭취하게 되면 인슐린 수치가 급격하게 올라가고 칼로리가 지방으로 전환되기 때문에 뱃살이 찌게 된다.

따라서 정제된 탄수화물의 섭취를 줄이고 양질의 단백질, 탄수화물은 통곡류 등의 복합탄수화물로 먹길 바란다. 그리고 식이섬유가 많은 채소나 달지 않은 과일 등을 섭취하자.

2. 간헐적 단식을 하라

저녁 식사와 다음 날 아침 식사 사이에 12시간 이상 공복을 유지하는 것이 가장 쉽게 할 수 있는 간헐적 단식이다. 12시간 굶고 12시간은 식사하는 것이다. 12시간에서 16시간 이상 공복을 유지할 경우 혈당과 인슐린이 떨어지면서 지방의 대사가 시작되기 때문에 지방이 잘 분해된다.

비만으로 인해서 인슐린 저항성이 있는 사람이라면 지방 대사가 이루어지기 힘든 몸이 되는데, 이때 지방 대사의 스위치를 켜는 것이 바로 간헐적 단식이다. 공복의 힘은 이렇게 대단하다.

근육이 부족한 분이 아니라면 간헐적 단식 동안에 고강도 인터벌 트레이닝을 권장한다. 이는 지방 대사를 촉진하기 때문이다. 간헐적 단식과 고강도 인터벌 트레이닝은 뱃살을 줄이고 내장지방을 줄이는 데 큰 도움이 된다.

3. 규칙적인 식사를 하라

나를 찾는 많은 비만 환자가 불규칙한 식사로 뱃살이 쪘다고 말한다. 불규칙한 식사는 폭식으로 이어지고 불규칙한 식사를 하면 인슐린 분비를 교란시키기 때문에 내장지방을 축적하게 된다. 따라서 일이 바쁘더라도 규칙적으로 시간을 정해 놓고 식사를 하는 게 중요하다. 정해진 식사를 하고 그 외에는 먹지 않는다. 이것이 규칙적인 식사를 하는 가장 큰 원칙이다.

4. 운동은 내장지방을 태운다

유산소 운동, 근력 운동 모두 좋다. 그런데 앞서 말했듯 고강도 인터벌 트레이닝을 가장 추천한다. 이는 내장지방을 줄이는 데 아주 큰 도움이 된다.

근육이 부족하지 않은 사람이라면 공복에 운동하는 것도 추천한다. 공복에 포도당 수치가 낮아져 있을 때 고강도 운동을 지속하면 주로 포도당을 에너지원으로 사용했던 우리 몸이 지방을 에너지원으로 사용하는 몸으로 빠르게 전환되므로 내장지방을 제거하는 데 큰 도움을 준다.

고강도 운동이 힘들다면 일상 속에서 움직임을 늘려주는 게 좋다. 식사 후에 앉아 있는 시간이 길어질수록 신진대사는 느려지고 뱃살은 점점 늘어난다.

식사 후에 앉아 있거나 누워서 쉬는 사람이 많은데, 이는 "뱃살아 늘어라"라고 고사를 지내는 것과 같다. 식사 후에는 햇볕을 쐬고 기분도 전환할 겸 산책하면서 배가 안 아플 정도로 천천히 걷자. 익숙해지면 조금 더 속도를 올려 걸어서 내장지방을 줄이는 데 큰 도움을 받길 바란다.

5. 스트레스를 줄이자

스트레스를 받으면 코티졸이 분비돼서 식욕을 촉진하고 음식을 당기게 만든다. 달고 짠 음식, 매운 음식 같은 게 마구 당긴다. 이런 칼로리 높은 음식이나 달달한 음식을 찾으면 내장지방은 더욱더 쌓이게 된다. 스트레스성 폭식은 내장지방으로 이어지는 가장 큰 원인이 될 수 있다.

따라서 스트레스를 줄이기 위해서 취미 활동이나 운동을 하길 바란다. 스트레스 받을 때 먹는 것으로 폭식하는 게 가장 나쁘다.

6. 술과 담배를 끊자

술이 우리 몸에 들어오면 간에서 술을 빨리 분해하느라 지방 대사를 하는 시간을 놓치게 된다. 그래서 지방이 자꾸만 내장에 쌓인다. 더 문제가 되는 것은 술과 함께 먹는 고칼로리의 안주다. 그 잉여 열량이 고스란히 지방으로 바뀌어 술 마시고 잘 때 내장지방으로 쌓이게 된다.

흡연도 뱃살에 좋지 않다. 흡연자는 몸의 대사가 손상이 돼서 지방이 더 쌓인다는 연구 결과가 아주 많이 있다. 또한 담배를 피우면 모세혈관이 수축돼서 심혈관계 질환을 일으킬 수 있다. 그래서 내장지방이 있는 사람이 담배까지 피운다면 더욱 안 좋다. 뱃살을 위해서라도 금연은 필수다.

7. 충분한 수면을 취하라

수면이 부족해지면 렙틴, 코티졸, 성장호르몬 등의 식욕 관련 호르몬들이 교란된다. 그래서 뱃살이 점점 더 찌게 되는 것이다. 또한 식욕 조절에 어려움을 겪을 수 있다. 따라서 최소 7시간 이상의 충분한 수면을 취하는 게 뱃살을 관리하는 데 상당히 큰 도움이 된다.

"저는 잠을 못 자면 살이 빠지던데요?"라고 할 수 있는데, 만성적으로 잠을 못 자면 식욕이 더 당기게 된다. 그리고 나쁜 호르몬이 점점 더 많이 나와서 내장지방이 쌓인다.

반면 숙면하면 스트레스 호르몬이 조절되고 정상적인 식욕을 유지할 수 있게 되어서 뱃살을 관리하는 데 큰 도움이 된다. 거듭 말하지만 성장 호르몬은 밤 10시에서 새벽 2시까지 나오므로 이 시간에 충분히 자야 한다.

지긋지긋한 뱃살, 내장 비만을 타파하고 싶다면, 지금까지 설명한 7가지 원칙을 지켜보자. 뱃살도 빼고 건강도 지키는 아주 좋은 생활 습관을 가질 수 있을 것이다.

6장

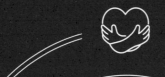

나에게 맞게
천천히

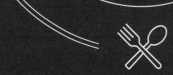

걷기가 좋을까,
달리기가 좋을까?

나는 걷기 마니아다. 매일 아침 조금 일찍 출근해서 병원 인근의 산책로를 30분 정도 걷는다. 분당에 개원한 지 약 5년이 넘었으니까 매일 이렇게 한 지도 5년이 넘었다.

걷기는 매우 좋은 운동이다. 그리고 달리기도 좋은 운동이다. 걷기가 더 좋다고 말하는 사람도 있고, 달리기가 더 좋다고 말하는 사람도 있는데, 다른 부분은 다 제쳐두고 다이어트만 볼 때 걷기가 좋은지 달리기가 좋은지 알아보자.

먼저 달리기와 속보의 운동 효과를 비교해보자. 단위 시간당 소모하는 칼로리는 런닝이 속보의 2배 가까이 된다. 체중이 약 60kg인 남성이 30분 정도 속보를 하면 142kcal가 소모

되고, 같은 시간 달리기를 하면 250kcal 정도가 소모된다. 칼로리 소모가 많은 운동을 해야 살을 뺄 수 있다는 것은 상식 중에 상식이다. 그러면 달리기를 하면 걷기보다 2배 더 살이 빠지지 않을까?

사실은 그렇지 않다고 한다. 비만 전문가들이나 체육 생리학자들은 살을 빼려면 뛰지 말고 걸으라고 말한다. 미국의 운동 생리학자 마이클 폴락Michael L. Pollock은 걷기와 뛰기의 다이어트 효과에 대한 아주 유명한 연구를 했다. 실험 대상을 두 그룹으로 나눠서 한 그룹에는 달리기를, 다른 한 그룹에는 걷기를 한 번에 30분, 주 3회씩 20주 동안 시켰다.

그 결과 두 그룹의 체중 감소 폭은 체중의 1.5%로 거의 같았지만 체지방률의 감소 폭은 걷기 그룹이 마이너스 13.4%로 달리기 그룹보다 2배 이상 컸다. 똑같이 살이 빠지더라도 탄수화물을 많이 쓰는 달리기를 하면 근육이 많이 분해되는 반면 걷기를 하면 지방이 많이 분해된다는 얘기다.

일반적으로 운동의 강도가 세면 탄수화물이, 강도가 약하면 지방이 에너지원으로 많이 이용된다. 또 운동 종류와 상관없이 운동 시작 직후에는 탄수화물이 많이 소비되고 운동 시간이 길어질수록 지방이 많이 소비되는 것으로 알려져 있다. 따라서 달리기를 하면 지방보다 탄수화물이 더 많이 소비되는 반면 걷기를 하면 지방이 더 많이 소모되므로 뱃살을 빼기에는 걷기가 더 좋다.

그런데 유의할 점은 일상적인 걸음 속도로 걸으면 운동 효과가 없다는 것이다. 걷기가 뛰기나 자전거 타기보다 좋다는 연구들이 있는데 자세히 들여다보면 시간당 6~8km 정도로 빨리 걸었을 때였다. 일상적인 걸음 속도가 시간당 4km 정도니 천천히 걸어서는 효과가 없다는 것이다.

빠른 걸음이란 약간 숨이 찰 정도여야 하고 옆 사람과 대화는 할 수 있지만 노래는 부르기 힘든 정도를 말한다. 산책하듯 천천히 걷는다면 기분 전환은 되지만 건강검진 수치가 좋아지기는 힘들다는 게 연구자들의 중론이다.

걷기는 달리기에 비해 장점이 참 많다. 우선 걷기는 누구나 하기 쉽고 제약이 적다. 실제로 유산소 운동을 처음 시작한 사람은 10분 뛰기도 힘들지만 1시간 걷는 것은 문제도 아니다. 단순히 계산해서 10분 뛰고 숨이 차서 뻗어버리는 것보다 1시간 걸으면 3배 정도 칼로리를 더 많이 소비할 수 있다. 또 런닝은 장소, 옷차림, 신발 등에 제한이 있지만 걷기는 언제 어디서든 어떤 복장으로도 할 수 있다는 장점이 있다.

또한 달리기에 흔한 무릎과 발목 부상 등의 위험이 적다는 것이 걷기의 장점이다. 달리기가 좋은 운동이긴 하지만 부상의 위험이 있기에 50세가 넘은 사람들은 걷기부터 천천히 강도를 올려야 한다. 무턱대고 뛰다간 관절에 손상이 오거나 족부근막염이 올 수도 있다. 그렇게 되면 다이어트도 당연히 어려워진다.

그뿐 아니라 걷기는 달리기보다 유해 산소를 덜 생기게 한다. 산소가 이산화탄소로 바뀌는 과정에서 생기는 독성 물질인 유해 산소는 달리기를 할 때 더 많이 생기고 걸을 때 더 적게 생긴다. 따라서 40세 이상 중장년층에게 가장 적절한 운동으로 나는 걷기를 권한다. 운동을 처음 시작한 사람, 비만한 사람, 만성질환을 앓고 있는 사람, 노인에게도 마찬가지다.

매일 1만 보를 걸으면 여성은 4.6년, 남성은 4.1년이 젊어지는 효과를 얻을 수 있다고 한다. 1만 보를 걸으려면 시간당 5에서 7km의 속도로 매일 빠른 걸음으로 1시간 정도 걸으면 된다.

2016년 국민건강영양조사에 따르면 우리나라 성인 중에 최근에 일주일 동안 매일 10분 이상, 매주 5일 30분 이상씩 걸은 사람은 남성은 40.6%, 여성은 38.6%에 불과했다. 더 큰 문제는 이 수치가 남녀 모두 10년 전보다 20% 이상 낮아진 수치라는 것이다.

미국 로렌스 버클리 국립연구소에서 규칙적인 뛰기와 걷기의 운동 효과를 비교한 결과를 발표했는데, 뛰기 운동보다 걷기 운동이 고혈압, 고지혈증, 당뇨병, 심혈관계 질환의 위험을 더 낮추는 것으로 나타났다.

비슷한 다른 연구들에서도 대체로 걷기가 뛰기보다 1.5에서 2배 정도 건강의 위험률을 낮춘다는 결과가 나왔다. 그러므로 운동할 시간이 충분하고 상대적으로 나이도 좀 많다면 달리기보다 걷기를 더 추천한다.

그렇다고 달리기가 무조건 나쁠까? 그건 아니다. 성인병을 예방하고 전반적인 운동 능력을 향상시키는 게 목적이라면 달리기만 한 운동이 또 없다. 달리기를 하면 심장, 폐, 혈관, 뼈 등이 골고루 단련돼서 고혈압, 당뇨병, 골다공증 등의 예방에 효과가 아주 크다.

또 현대인들에게 가장 위협적인 관상동맥 질환이나 뇌졸중 등의 심혈관계 질환을 예방하려면 가끔 최대 운동 능력의 80% 수준까지 끌어올려야 하는데, 걷기만으로는 아무래도 부족하다. 따라서 특별한 신체적 문제가 없으면서 40세 이하라면 달리기도 권하고 싶다. 짧게 운동할 수밖에 없는 환경이고 달리기도 가능한 체력이라면 달리기도 괜찮다.

다만 운동을 수행할 때는 단순히 지방 사용량만 고려하는 것이 아니라 개인의 체력 수준과 몸의 상태, 사회적인 환경, 운동 시간 등 여러 가지 환경을 고려해서 진행하는 것이 올바른 방법이다.

요컨대 걷기와 달리기 다 좋은 운동이지만 다이어트에는 걷는 것이 조금 더 유리할 수 있다. 물론 달리기도 분명히 좋은 운동이니까 체력적인 여건이 되고 환경이 된다면 달리기도 좋은 운동이 될 수 있다. 제일 중요한 것은 지금 바로 운동을 시작하는 것이다. 당장 나가서 햇볕을 쬐면서 많이 걷길 바란다. 또 체력이 되면 천천히 달리기도 권한다.

식전 운동 vs 식후 운동

다이어트를 결심했는데 운동은 언제 하는 게 좋을지 고민이 되는가? 밥을 먹기 전에 운동을 하자니 힘이 달릴 것 같고, 밥을 먹고 난 다음에 운동을 하자니 위에 부담이 갈 것 같다.

식전 운동과 식후 운동에 대한 연구는 지금까지도 논란이 많다. 그리고 기존 연구를 뒤집는 연구도 계속 나오고 있기 때문에 무조건 뭐가 좋다고 단정 짓는 태도는 올바르지 않다. 다만 목적에 따라서 공복 운동이 좋을지 식후 운동이 좋을지 판단할 뿐이다.

만약 운동 목적이 다이어트, 즉 체중 감량이라면 식전에 하는 것을 추천하고, 근육 증진이 목적이라면 식후에 운동할 것을 권장한다.

체지방을 감량하기 위해서 운동을 한다면 식전 운동을 하는 것이 보다 효과적이다. 식사를 하기 전, 즉 공복일 때 우리 몸은 저혈당 상태가 된다. 이때 운동을 하면 혈당 대신에 체지방을 에너지원으로 삼게 된다. 식전 운동을 하면 식후 운동을 할 때보다 더 많은 양의 지방을 태울 수 있는 것이다.

영국 글래스코대 연구진은 식사 전 운동과 식사 후 운동으로 나눠서 지방 연소량을 측정하는 연구를 진행했다. 그 결과 식사 전에 하는 운동이 식후 운동보다 지방을 33% 더 태우는 것으로 나타났다. 특히 완전한 공복 상태인 기상 직후에는 걷기 등 약한 운동을 30분 이상 하는 것이 상당히 좋다.

또 식전에 운동하면 몸이 가벼워서 운동 효율성이 높아진다. 게다가 운동 후에 섭취하는 음식은 손상된 근육에 그대로 흡수되어서 체지방이 쌓일 가능성이 작다고 한다.

공복 운동은 3~4시간 정도의 공복 상태에서 걷기 등 약한 강도의 운동을 30분 이상 하는 게 가장 효과적이다. 다만 당뇨병이나 고혈압 등의 만성질환이 있다면 몸에 무리가 갈 수 있으므로 주의해야 한다.

운동 후에는 배고픔이 급격히 찾아오지만 과식을 예방하기 위해서 과일이나 채소를 한 접시 정도 먹는 게 좋다. 그리고 한 2시간 뒤에 일반적인 식사를 하는 게 좋다. 운동 후에는 신진대사가 활발해지지만, 시간이 지날수록 신진대사율이 낮아지면서 열량 흡수율도 낮아진다. 그래서 조금 기다렸다가 식사할수록 살이 덜 찐다.

반면 근육을 키우기 위해서 운동을 한다면 식후 운동을 하는 것이 효과적이다. 우리 몸은 에너지가 남으면 이를 근육에 글리코겐 즉 농축된 포도당 형태로 저장한다. 우리가 운동을 할 때 글리코겐이 에너지원을 공급하는 역할을 하는데, 글리코겐이 부족할 경우에는 근육에 있는 단백질을 분해해서 에너지원으로 사용하기 때문에 근육이 손실될 가능성이 있다.

단백질은 근육 세포의 재생을 돕는다. 따라서 운동 전에 몸 속에 충분한 단백질이 저장되어 있으면 근육이 잘 만들어진다. 그러므로 근육을 늘리기 위해서는 운동을 하기 2~3시간 전에 잡곡밥, 잡곡빵 등의 탄수화물이 풍부한 식품과 살코기나 달걀 등 단백질이 풍부한 식품을 미리 먹어두는 게 도움이 된다.

앞서 식전 운동이 다이어트에 도움이 된다고 했는데, 여기 다른 의견의 연구가 또 하나 있다. 최근 영국《데일리 메일Daily Mail》에 보도된 서리대학교 연구팀의 연구에 따르면 성별에 따라서 효과적인 운동 시간이 다르다고 한다. 이 연구에서는 남자는 식전 운동이, 여자는 식후 운동이 다이어트에 더 도움이 되는 것으로 나타났다.

이 연구팀은 성인 남녀 30명으로 구성된 참가자들을 대상으로 4주간의 고강도 운동을 실시했다. 그 결과 남성들의 경우에는 식사 전 운동을 하면 체지방률을 8% 더 태웠으며 여성의 경우는 식후에 운동을 하면 체지방률을 22% 더 태우는 것으로 나타났다.

이 같은 차이에 대해서 이 연구를 이끈 애덤 콜리스Adam Collis 박사는 탄수화물에 대한 남녀 신체 반응의 차이 때문이라고 밝혔다. 즉 남성은 음식물을 섭취하고 운동을 하면 영양소들이 근육을 만드는 데 사용되므로 지방을 태우는 효과가 작아지는 데 비해, 여성의 경우는 음식을 먹으면 체내에서 탄수화물을 보존하기 위해서 지방을 먼저 태우도록 프로그램되어 있다는 것이다.

그러면 운동 전후로 음식을 먹을 때 어떤 음식을 먹으면 다이어트에 효과적일까? 우선 지방이 많은 음식은 가급적 피하는 게 좋다. 지방은 소화를 방해하고 운동에 필요한 에너지를 주지 못하기 때문이다. 따라서 지방보다는 단백질이나 탄수화물로 구성된 음식을 먹는 게 좋겠다.

그런데 탄수화물을 다이어트의 적으로만 생각하고 탄수화물의 중요성을 인식하지 못하는 경우가 간혹 있다. 탄수화물을 많이 섭취하면 비만이나 당뇨 등 성인병에 걸릴 위험이 크고 건강에도 좋지 않은 것이 사실이다. 하지만 탄수화물은 우리에게 꼭 필요한 3대 영양소다.

정제 탄수화물이 아닌 탄수화물 자체를 급격하게 줄이게 되면 더 큰 문제를 야기할 수 있다. 따라서 흰쌀밥이나 빵, 과자, 라면 등에 있는 단순당보다는 현미나 잡곡 등에 있는 복합당에 들어 있는 음식물을 적당히 섭취하고 운동할 것을 권한다.

다만 식도염 등 위장 장애가 있는 경우에는 식후 운동을 조심해야 한다. 배가 가득 찼는데 근력 운동 같은 걸 하면 속이 울렁거릴 수 있기 때문이다.

근 손실의 우려가 없는 사람은 식전 운동을 충분히 해도 좋다. 반면 근 손실의 위험이 있는 사람이라면 공복 운동을 주의해서 해야 한다. 특히 여성들 중에 근육이 적으면서 지방이 많은 사람이 꽤 많다. 이런 사람은 공복에 운동하면 근 손실이 더 심해질 수 있다.

당뇨 환자가 무리하게 공복에 운동하다가 저혈당에 빠지는 경우가 종종 있다. 그렇기 때문에 당뇨 환자는 공복에 운동하는 걸 조심해야 한다. 당뇨 환자는 식사 후에 오르는 혈당을 떨어뜨리기 위해 식후에 바로 천천히 걷기 같은 운동을 하면 좋다.

근육을 키우고자 하는 사람도 단백질이 풍부한 식사를 충분히 하고 한두 시간 후에 근력 운동하면 좋은 근육을 만드는 데 도움이 된다. 헬스를 열심히 하는 사람들 중에는 아침에 공복 상태에서 가볍게 유산소 운동을 하고 낮에 에너지가 충분할 때 근력 운동을 하는 경우도 많다.

또한 상대적으로 젊은 사람들이 다이어트를 할 때는 식전 운동을 추천하고 중장년층에게는 체력 관리를 위해 식후 운동을 추천하는 경우가 많다.

사실 사회생활을 하면서 헬스장에 가는 것도 힘든데 식전, 식후를 따지기 어려운 게 현실이다. 그래서 각자 생활에 맞게 운동하라는 게 내 의견이다. 나의 상황에 맞게 식전 운동이 좋을지 식후 운동이 좋을지 판단해서 실천하자. 바쁘면 바나나 같은 포만감을 줄 수 있는 음식을 가볍게 섭취한 뒤 어느 정도 소화된 뒤에 운동을 해도 좋다.

체지방을 무섭게 태우는 운동

운동을 정말 안 하는 사람이나 어떤 운동을 해야 할지 모르는 사람에게 나는 주로 식후 걷기 운동을 추천한다. 그런데 식후 걷기 운동을 잘하고 있지만 체중이 좀 정체기에 있거나 강렬한 운동을 원하는 사람, 좀 더 효율적인 다이어트를 원하는 사람은 앞서 소개한 HIIT 운동을 해보길 바란다. 이 운동은 많은 연구와 사례에서 그 효과가 과학적으로 입증된 운동 방법이며 제대로 활용하면 다이어트 효과를 극대화할 수 있다.

HIIT는 짧은 시간 동안 강도 높은 운동과 불완전한 휴식을 반복하는 방법이다. 짧은 시간 안에 체력을 극한으로까지 몰아붙여서 운동이 끝난 이후까지도 지속적으로 에너지가 소모되는 원리를 이용한 것이다. 불완전한 휴식과 고강도 운동을 번갈아 진행하되, 딱 정해져 있는 틀이 없어서 어떤 운동이든 접목할 수 있는 것이 장점이다.

HIIT를 이해하기 위해서는 '애프터 번$_{after\ burn}$'을 알아야 한다. 애프터 번이란 '초과 산소 소비량$_{EPOC,\ Excess\ Post\text{-}exercise\ Oxyzen\ Consumption}$'이라고도 불리는데, 격한 운동 이후에 휴식 시간 동안에 소모 열량이 늘어나는 완전 연소 현상을 말한다. 운동이 끝난 후에도 특정 시간 동안 인체가 대사량을 평소보다 증가시키는 원리다.

쉽게 말하면 운동 후에 아무것도 안 하더라도 몸속에서 계속 운동 효과를 가져오는 현상을 말한다. 운동 후 추가로 발생하는 에너지로 인해서 가만히 있어도 자체적으로 칼로리를 몸에서 필요로 하여 태우는 작업이 바로 애프터 번이다.

이러한 원리로 HIIT는 운동 종료 후에도 지방과 탄수화물 대사를 지속할 수 있다. HIIT는 인체의 에너지를 생산하는 미토콘드리아에 긍정적인 영향을 미쳐서 근육 세포의 활성화를 돕는다.

HIIT의 장점은 뭐니 뭐니 해도 짧다는 데 있다. 보통 준비 운동과 정리운동을 포함해서 전체 운동을 20분 이하로 끝낼 수 있다. 일주일에 두세 번, 한 번에 10~20분 정도의 시간만 할애하면 된다.

보통 강도로 1시간 이상 계속하는 다른 운동에 비해서 그 효과가 더 크거나 비슷하다. 시간 대비 체중 감량뿐만 아니라 건강상 이점을 얻을 수 있다는 점에서도 고강도 인터벌 트레이닝은 시도할 가치가 있는 것이다. 바빠서 운동하기 어려운 현대인에게 아주 반가운 소식이 아닐 수 없다.

HIIT는 심폐 지구력의 상승, 신진대사의 증가를 도와 지방 연소율을 더 높인다. 이 외에도 혈압 강화, 당뇨 호전, 인슐린 저항성 개선에 도움을 주며 콜레스테롤 수치 개선에도 많은 도움을 준다.

영국의 한 대학의 연구 논문에 따르면, HIIT를 적용한 사람은 최대 산소 섭취량이 증가했고 인슐린 감수성도 향상되었다. 또 근력이 향상되고 혈압도 낮아지는 것으로 밝혀졌다.

《응용생리학, 영양학, 신진대사Applied Physiology, Nutrition, and

$_{\text{Metabolism}}$》저널에 실린 논문에 따르면, HIIT는 짧은 시간에도 혈압을 낮추고 혈당을 안정화하며 체력을 강화하는 건강상의 효과가 있다고 한다. 다른 운동에 비해서 칼로리 소모량이 크고 내장지방을 빼는 데 유리하다. 실내 자전거 타기 효과를 확인한 국제 과학 저널《플로스 원$_{\text{PLOS ONE}}$》에서도 캐나다, 영국에서도 히트가 건강상의 긍정적인 결과가 있다는 것을 다시 한번 입증했다.

HIIT의 고강도란 어느 정도의 강도일까? 보통 최대 심박수의 70~90%까지 끌어올리는 운동을 고강도라고 말한다. 일반적으로 고강도 운동이라 하면 호흡이 깊고 빨라져서 대화를 나누기 힘든 정도, 땀이 나는 강도가 되어야 한다.

어떤 종류든 상관 없이 고강도 운동과 휴식기를 가진다면 그것이 HIIT 운동이 된다는 것도 큰 장점이다. 이때 중요한 것은 동작을 하는 동안에 말 그대로 고강도로 해야 한다는 것이다. 정해진 시간 동안에는 최선을 다해서 숨이 턱 밑까지 차도록 최대한 능력을 끌어올려야 한다. 심장에 무리가 가는 것을 걱정해야 할 정도로 고강도로 수행해야 한다.

대표적인 고강도 운동으로는 실내 자전거 타기, 계단 오르기, 조깅 등이 있다. 모든 운동을 진행할 때는 자신의 체력 수준에 맞게 진행해야 하며, 시작 전에는 스트레칭을 해서 부상을 방지하는 것이 중요하다.

3가지 대표적인 고강도 인터벌 운동을 어떻게 할 수 있는지 알아보자.

1. 실내 자전거 타기

처음 40초 동안은 워밍업을 한다. 편안한 속도로 페달을 밟아서 몸에 열을 좀 올리는 것이다. 이후 20초는 가능한 최대 속도로 페달을 밟고, 바로 이어서 40초 동안 편안한 속도로 천천히 페달을 밟는다. 이와 같은 1분의 과정이 한 세트다.

실내 자전거 타기는 3세트를 진행하는 것을 추천한다. 효과를 얻기 위해서는 운동을 종료하기 전까지 페달을 밟는 것을 멈추면 안 된다. 즉 3세트를 쉬지 않고 진행해야 한다.

2. 계단 오르기

한 번에 두세 계단씩을 빠른 속도로 계단을 오른다. 빠른 속도를 유지하면서 2~3층을 오른 다음에 1층은 천천히 올라간다. 이러한 과정을 두세 번 반복하는 것이 계단 오르기의 HIT 방법이다.

3. 달리기

15초간 전력 질주를 하고 1~2분 동안은 천천히 달리는 과정을 반복한다. 이 과정을 10~20분간 반복하는 것이 좋다.

그런데 노인들도 HIIT를 해도 괜찮을까? 고령자에게도 HIT가 도움이 된다는 연구가 많이 있다. 최근《BMJ 오픈_BMJ Open_》에는 건강한 70대 고령층이 별다른 위험 없이 고강도 운동을 할 수 있다는 것을 암시하는 연구가 발표되었다. 노인들도 최대 심박수의 70%를 목표로 삼고 HIIT 운동을 시행한 결과 건강상의 이득을 봤다고 한다. 고령에도 짧은 시간 고강도 운동을 하면 건강에 분명히 이득이 있다는 것이다. 다만 노인들은 부상의 위험이 있을 수 있으므로 의사나 운동 전문가의 관리 하에 시행하는 것이 좋다.

HIIT를 할 때는 주의사항도 있다. 우선 HIIT는 일반적인 운동보다 부상의 위험이 크다. 짧은 시간에 최대한의 힘을 짜내야 하는 만큼 자세가 무너지기 쉽고 무리하게 되면서 근육이나 관절에 부담이 될 수 있다.

따라서 운동 전에 스트레칭과 워밍업을 반드시 하고 운동 후에도 몸을 이완하고 회복하는 시간을 갖는 게 좋다. 또한 사전에 일정 기간 연습을 통해서 정확한 운동 동작을 인지하고 운동해야 한다.

자신이 버틸 수 있는 강도만큼만 운동하자. 무작정 의욕만 앞서서 덤벼들다가는 오히려 건강에 해를 끼칠 수 있다. 천천히 운동 강도를 올려가면서 하는 것이 좋고, 매일 하기보다는 일주일에 3~4회 정도만 하는 것이 좋다. 매일 고강도로 달리거나 운동을 할 경우에는 관절에 무리가 갈 수 있기 때문이다. 노년층, 심혈관계 질환이 있는 사람은 의사와 상담한 뒤에 운동하는 게 좋다.

교대 근무자들은 이렇게 다이어트하라

다이어트의 원칙을 지키고 싶은데 직업 때문에 그럴 수 없는 사람들이 있다. 바로 2교대, 3교대 또는 야간에만 작업하는 교대 근무자들이다. 안타깝게도 교대 근무를 하는 사람들은 건강상의 문제와 비만이 발생하기 쉽다.

교대 근무자들은 잠들어야 할 한밤에 근무하고, 활동해야 할 낮에 자야 하는데, 대낮의 햇빛이 침실로 들어와 수면을 방해하고, 외부의 소음도 밤보다 낮이 훨씬 시끄럽다. 잠을 이루지 못할 것 같다는 불안감과 긴장감으로 스트레스는 점점 상승하고 수면의 질이 계속 떨어지는 악순환이 반복된다.

낮에 자면 밤에 자는 것과 비교해서 에너지 소모율이 12~16%가 감소하고 깨어 있는 시간 동안 지방 연소 효율도 떨어져서 체중이 쉽게 증가한다. 최근 연구에 따르면 남성의 경우 야간 근무자들은 주간 근무자들에 비해서 비만의 위험이 1.8배 더 높았다고 한다. 여성의 경우에도 교대 근무로 생체 리듬이 깨지면서 호르몬 주기에 부정적인 영향을 끼치게 되고 비만도도 증가한다는 연구 결과가 있다.

미국 콜로라도대학교 연구팀에 따르면 교대 근무를 하는 사람들은 규칙적인 생활을 하는 사람들보다 더 쉽게 살이 찐다고 한다. 이 연구에서 교대 근무자들은 규칙적인 생활을 하는 사람들과 동일한 칼로리를 섭취를 해도 체중이 늘어나는 것으로 나타났다. 생체 리듬이 깨지고 신진대사가 느려져서 정상적인 식사량에서도 체중이 증가한다는 것이다.

밤에 깨어 있으면 무의식적으로 달고 맛있는 간식을 찾게 된다는 연구 결과도 있다. 수면 주기의 변화가 식욕의 변화도 일으킨다는 것이다. 미국 시카고대학의 연구에 따르면 수면 시간이 부족한 사람은 수면 시간이 충분한 사람에 비해 1.5배가량 많은 열량을 섭취한다. 낮에 잠시 자고 일어나면 또다시 정제된 탄수화물이 당긴다. 잠은 덜 깨고 피로감이 쌓여서 운동은 엄두도 못 내는 상황이 된다.

이처럼 교대 근무자들은 불규칙한 수면과 생활 습관으로 인해서 건강에 더 많은 영향을 받는다. 특히 낮과 밤이 뒤바뀐 생활 때문에 수면장애와 불규칙적인 생활로 생체 리듬이 깨진다. 또 수면이 부족해지면 칼로리 섭취가 자기도 모르게 많아지기 때문에 보다 적극적으로 간식, 야식을 줄여야 한다.

하지만 일반적인 다이어트 방법을 생활에 적용하려고 해도 밤낮이 바뀐 상황에서는 어떻게 해야 할지 막막한 게 현실이다. 그러면 교대 근무자들은 어떻게 다이어트하면 좋을지 알아보자.

1. 식사와 취침 시간을 규칙적으로 하자

교대 작업을 하는 것의 가장 큰 문제는 정상적인 리듬을 잃는 것이다. 2교대나 3교대 하는 사람들은 식사 시간, 수면 시간도 불규칙한 경우가 적지 않다.

그러나 불규칙한 생활 패턴에서도 최대한 규칙적인 생활 습관을 갖고 리듬 있는 생활을 하도록 노력해야 한다. 쉽지 않더라도 식사와 지침은 시간을 정해놓고 하길 바란다. 불규칙한 교대 근무자의 일과에서도 규칙적인 식사와 취침 시간은 몸이 살찌는 방향으로 나아가는 것을 막아주는 역할을 할 것이다.

2. 마지막 식사는 밤 12시 이전에 마치자

만일 야간 근무가 있는 일정이라면 밤 식사는 밤 12시 이전에 마치는 게 좋다. 24시간 주기에 맞춘 우리 몸의 리듬을 서카디안 리듬Circadian Rhythm이라고 하는데, 밤 12시 이전에 마지막 식사를 한 경우가 좀 더 이에 친화적인 식습관이다. 예를 들어 밤 9시부터 아침까지 야간 근무를 한다면 마지막 식사는 밤 12시 전에는 마치고 이후에는 공복을 유지하는 것이 좋다.

3. 마지막 식사 후 최대한 늦게 잠을 자자

언제가 되었든 마지막 식사를 한 후에 바로 잠들지는 말길 바란다. 만약 야간 근무를 마치고 아침에 식사를 하고 귀가한다면 마지막 식사를 한 후에 최대한 버틸 수 있는 데까지 버티다가 잠자리에 들자.

나는 마지막 식사 후 최소한 4시간 이후에 잠들 것을 권장한다. 이는 우리 몸에 소화할 시간을 주고 식도염 등의 소화기 질환을 예방하는 데도 중요하다. 만약 아침 퇴근 후에 식사를 하고 바로 자는 사람이라면 식사를 하지 말고 공복으로 잠을 청한 뒤에 기상 후에 첫 끼 식사를 하는 게 좋다.

4. 야식과 간식을 금지하자

교대 근무자들은 피로감 해소를 위해서 당분 함유가 높은 음식을 자꾸 찾게 된다. 또 근무 시간에 쫓겨서 배달 음식, 패스트푸드 같은 정제 탄수화물, 고칼로리 식품을 선택하게 되는 경우가 많다.

그뿐 아니라 음식을 늦은 시간에 먹으면 소화를 시키는 에너지 대사량이 감소해서, 같은 종류의 음식을 낮에 먹는 경우에 비해 체중 증가를 유발하는 경우가 많다.

따라서 힘들겠지만 마지막 식사를 한 후에 간식이나 야식은 안 먹는 게 좋다. 꼭 먹어야 한다면 탄수화물이 아닌 단백질 위주의 간식, 예를 들자면 아몬드 같은 견과류나 달걀, 무가당 그릭요거트 등이 좋다.

5. 정제 탄수화물을 줄이자

낮 근무일 때보다 밤 근무를 하는 경우에는 더욱더 정제된 탄수화물을 줄여야 한다. 리듬이 깨진 밤에 먹는 정제 탄수화물은 우리 몸을 더욱 비만으로 이끈다.

2012년 발표된 미국 컬럼비아대학의 연구에 따르면 4시간 수면을 한 사람들은 6시간 수면을 한 사람에 비해 음식에 대한 뇌의 보상 반응이 활발한 것으로 나타났다. 연구진은 수면이 부족한 사람은 그렇지 않은 사람에 비해서 탄수화물이 많은 음식을 선택하는 경향을 보인다고 했다.

다이어트에 있어서 정제 탄수화물의 제한은 중요하다는 것은 다들 알고 있지만 교대 근무자들은 더욱 철저히 정제된 탄수화물을 줄여나가야 한다.

6. 수면 시에는 최대한 밤에 맞는 환경을 만들자

퇴근하고 들어와서 잠을 잘 때는 최대한 환경을 밤과 같이 만들어놓고 잠을 청해야 한다. 암막 커튼을 치고 외부 소음을 차단하고 침실의 온도를 쾌적하게 맞춰놓고 잠자리에 들자. 깨어 있는 시간은 낮처럼 밝고 잠자는 시간은 밤처럼 어두워야 한다.

7. 수면 전에 인공 조명을 금하자

현대 사회에는 인공 조명으로 인한 불면증 환자가 계속 늘어나고 있다. 이런 인공 발광 조명은 우리 뇌를 깨워서 낮으로 인식하게 한다. 따라서 교대 근무자들은 퇴근 후에 인공 조명의 노출을 더욱더 줄여야 한다. 휴대폰, PC, 텔레비전, 태블릿 PC 등의 인공 발광 조명을 피하는 것은 수면의 질에 정말 중요하다. 퇴근하면서부터 햇빛을 적게 쐬기 위해서 선글라스를 착용하고 퇴근하는 것을 추천한다.

8. 해가 떠 있는 시간에 조금이라도 활동하자

퇴근 후에 낮에 잠을 자더라도 깰 때는 늦어도 해가 떠 있는 오후 4시에서 5시 정도에는 일어나는 게 좋다. 잠에서 깼는데 캄캄하다면 우리의 뇌는 계속 밤으로 인식해서 깨어나기 힘들어진다. 이렇게 잠을 깬 후에는 30분 정도 산책을 하면서 햇볕을 쐬는 것이 좋다.

9. 자연스러운 간헐적 단식에 도전해보자

야간 근무자들은 보통 하루에 두세 끼를 먹는 것이 보통이다. 이렇게 시간이 바뀌어서 근무를 하지만 이 시간을 현명하

292

게 이용하는 것도 생각을 해봐야 한다. 하루 두 끼를 먹는다면 자연스러운 14대 10 또는 16대 8 정도의 간헐적 단식을 시도해보길 바란다. 공복의 힘은 교대 근무자들에게도 강력하다는 것을 꼭 기억하자.

10. 교대 근무자에게도 운동은 필요하다

교대 근무자는 수면 부족과 피곤함을 이유로 운동을 할 수 없다고 생각하기 쉽다. 그러나 교대 근무자들에게 운동은 오히려 몸의 활기를 찾아주고 더 알찬 휴식을 제공해줄 수 있다. 그렇다고 과도한 운동을 하라는 것은 아니다. 햇빛을 보고 산책을 하거나 식후에 걷기, 계단 오르기 등의 운동을 꾸준히 하면 좋다. 출근 시간에 조금 더 일찍 출발해서 한두 정거장 전부터 속보를 해서 근무지까지 가는 것도 좋은 방법이다. 이런 내용을 생활 속에서 실천하다보면 더욱더 건강하고 날씬한 몸에 가까워질 수 있을 것이다.

작은 실천이
모든 것을 바꾼다

한국 사회는 지난 수십 년간 엄청난 속도로 발전했지만 그 결과로 많은 사회적 문제를 낳았다. 나는 비만도 그중 하나라고 생각한다. 대한비만학회가 최근 발간한 「2023 비만 팩트시트」에 따르면 2021년 기준 전체 성인 비만 유병률은 38.4%로 최근 10년 동안 급속하게 증가했다. 성별로 보면 한국 성인 남성 2명 중 1명, 여성은 10명중 3~4명이 비만에 해당하는 것으로 나타났다. 또한 30대 남성의 절반이 비만이고 젊은 여성의 3명 중 한 명은 마른 비만이란 연구도 나왔다.

한국은 지금껏 눈부신 경제 성장을 이루었고 긴 시간 동안 현대 의학도 고도로 발달했다. 그런데도 사람들 왜 점점 더 뚱

뚱해지고 건강이 나빠지기만 할까? 이러한 고민이 내가 이 책을 쓰도록 이끈 것 같다.

현대인은 인류가 이제껏 경험해보지 못했던 풍요를 누리고 살아가고 있다. 끼니를 챙기지 못할까 전전긍긍했던 과거가 무색하게 현재 많은 국가가 물질적 풍요를 누리며 맛있는 음식에 둘러싸여 였다.

이제 우리는 길을 나서면 각종 맛있는 음식들이 즐비한 거리를 거닐며 배가 터지게 밥을 먹기도 하고, 퇴근 후에는 가만히 누워 손가락만 움직이면 먹고 싶은 음식을 집 앞까지 배달해 주는 세상을 맞이했다. 불과 50년 전만 해도 상상할 수 없었던 광경이다.

그러나 편리함의 이면이라고 해야 할까. 사람들은 풍요 속에서 비만이 되어가고 있다. 설상가상 경제 성장과 함께 여기저기에서 쌓인 사회적 문제들과 과열 경쟁, 그로 인한 스트레스가 우리의 마음을 짓누른다. 지친 몸을 이끌고 길을 나서면 거리에 즐비한 수많은 정제된 탄수화물과 자극적인 음식들이 우리를 붙잡는다.

스트레스로 인한 무분별한 섭취와 과식, 잦은 음주와 갖가지 요인들은 우리 몸에 조금씩 쌓여 크나큰 질병을 야기한다.

고혈압, 당뇨병, 고지혈증, 지방간, 고요산혈증(통풍), 관절염, 우울증, 각종 암까지 비만이 일으키는 질환을 열거하기도 힘들 정도다.

나는 이러한 풍요의 모순 속에 놓인 비만 환자들을 진료하면서 이들의 생활 전반에 걸쳐 영향을 미치는 주 요인을 유형화했다. 정제 탄수화물 과다 섭취, 단백질 섭취 부족, 운동량 부족, 수면 부족이 그것이다. 이와 더불어 수십 년간 경험했던 수많은 진료 사례를 바탕으로 우리에게 꼭 필요한 세 가지를 끌어냈다. 21세기북스의 도움으로 그 이야기를 이 책에 담아낼 수 있었다.

이제 비만은 모든 질환의 가장 근본에, 가장 중심에 있다 해도 과언이 아니다. 그러나 비만은 우리의 탓만이 아니다. 수많은 유전적 이유와 외부 요인이 우리 몸에서 이러한 질병을 만들어내고 있다.

그럼에도 무너진 건강을 되돌릴 수 있는 열쇠는 우리에게 있다. 작은 결심이면 충분하다. 식습관, 간식 습관, 운동 습관, 수면 습관, 쉬는 습관까지 모든 것에 약간의 노력을 기울인다면 그 작은 실천이 우리 몸을 전부 리셋할 수 있는 큰 동력으로 퍼져나갈 것이다. 이 책에서 이야기하는 리셋의 의미다.

참고문헌

1. 박명규, 김혜연 지음, 『5일의 기적 당독소 다이어트』, 라온북, 2020
2. 박용우 지음, 『호르메시스와 간헐적 단식』, 블루페가수스, 2020
3. 박용우 지음, 『지방 대사 켜는 스위치온 다이어트』, 루미너스, 2018
4. Harry A Smith, 「Glucose control upon waking is unaffected by hourly sleep fragmentation during the night, but is impaired by morning caffeinated coffee」, Cambridge University Press, 2020
5. Courtney R Chang, 「Restricting carbohydrates at breakfast is sufficient to reduce 24-hour exposure to postprandial hyperglycemia and improve glycemic variability」, Am J Clin Nutr, 2019
6. David S weigle, 「A high-protein diet induces sustained reductions in appetite, ad libitum caloric intake, and body weight despite compensatory changes in diurnal plasma leptin and ghrelin concentrations」, Am J Clin Nutr, 2005
7. Mayo Clinic, https://www.mayoclinic.org/healthy-lifestyle/weight-loss/in-depth/atkins-diet/art-20048485
8. Heather Hall, Dalia Perelman, Alessandra Breschi, Patricia Limcaoco, Ryan Kellogg, Tracey McLaughlin, Michael SnyderGlucotypes, 「Glucotypes reveal new patterns of glucose dysregulation」, PLOS

BIOLOGY, 2018

9. JS Vander Wal, A Gupta, P Khosla, NV Dhurandhar, 「Egg breakfast enhances weight loss」, International Journal of Obesity, 2008

10. Heather J Leidy, Heather A Hoertel, Steve M Douglas, Kelly A Higgins, Rebecca S Shafer, 「A high-protein breakfast prevents body fat gain, through reductions in daily intake and hunger, in "Breakfast skipping" adolescents」, The Obesity Society, 2015

11. Yong Wang, Jing Chen, Ying-Han Song, Rui Zhao, Lin Xia, Yi Chen, Ya-Ping Cui, Zhi-Yong Rao, Yong Zhou, Wen Zhuang, Xiao-Ting Wu, 「Effects of the resistant starch on glucose, insulin, insulin resistance, and lipid parameters in overweight or obese adults: a systematic review and meta-analysis」, Nutr Diabetes, 2019

12. Mark P Mattson, Valter D Longo, Michelle Harvie, 「Impact of intermittent fasting on health and disease processes」, Ageing Res Rev, 2016

13. Kamilla L Haganes, Catalina P Silva, Svala K Eyjólfsdóttir, Sandra Steen, Martine Grindberg, Stian Lydersen, John A Hawley, Trine Moholdt, 「Time-restricted eating and exercise training improve HbA1c and body composition in women with overweight/obesity: A randomized controlled trial」, Cell Metabolism, 2022

14. Yasuyo Hijikata, Seika Yamada, 「Walking just after a meal seems to be more effective for weight loss than waiting for one hour to walk after a meal」, International Journal of General Medicine, 2011

15. Andrew N Reynolds, Jim I Mann, Sheila Williams, Bernard J

Venn, 「Advice to walk after meals is more effective for lowering postprandial glycaemia in type 2 diabetes mellitus than advice that does not specify timing: a randomised crossover study」, Diabetologia, 2016

16. 곽전원 외 4명, 「한국 젊은 여성에서 비만 관련 생활 습관 요인: 제7기 국민건강영양조사」, 대한임상건강증진학회지, 2016

17. 'Working the night shift burns less energy and increases risk of weight gain', University of Colorado Boulder, 2014

K | 신서 11849

혈당 잡고 비만 잡고 노화 잡는
토탈 리셋

1판 1쇄 인쇄 2024년 4월 8일
1판 1쇄 발행 2024년 4월 17일

지은이 이진복
펴낸이 김영곤
펴낸곳 ㈜북이십일 21세기북스

인생명강팀장 윤서진 인생명강팀 최은아 강혜지 황보주향 심세미 이수진
디자인 김지혜
출판마케팅영업본부장 한충희
마케팅2팀 나은경 정유진 백다희 이민재
출판영업팀 최명열 김다운 김도연 권채영
제작팀 이영민 권경민

출판등록 2000년 5월 6일 저1406-2003-061호
주소 (10881) 경기도 파주시 회동길 201(문발동)
대표전화 031-955-2100 팩스 031-955-2151 이메일 book21@book21.co.kr

(주)북이십일 경계를 허무는 콘텐츠 리더

21세기북스 채널에서 도서 정보와 다양한 영상자료, 이벤트를 만나세요!
페이스북 facebook.com/jiinpill21   **포스트** post.naver.com/21c_editors
인스타그램 instagram.com/jiinpill21   **홈페이지** www.book21.com
유튜브 youtube.com/book21pub

서울대 가지 않아도 들을 수 있는 명강의! 〈서가명강〉
'서가명강'에서는 〈서가명강〉과 〈인생명강〉을 함께 만날 수 있습니다.
유튜브, 네이버, 팟캐스트에서 '서가명강'을 검색해보세요!

ISBN 979-11-711-7522-2 04510
       979-11-7117-537-6 (세트)

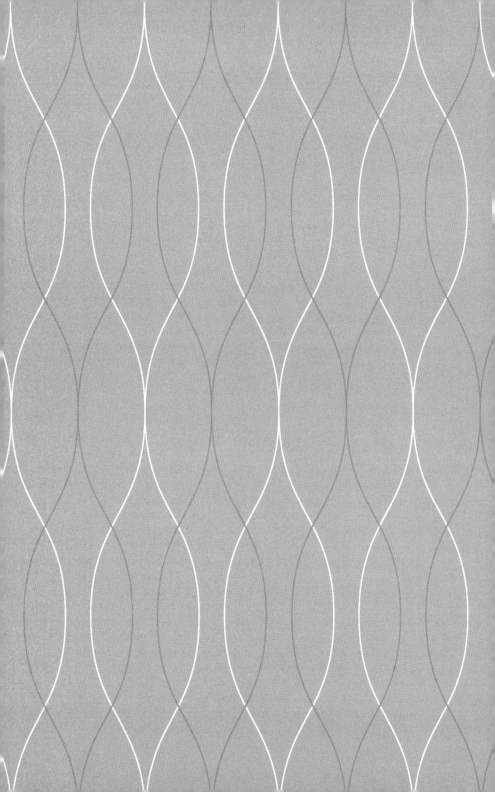

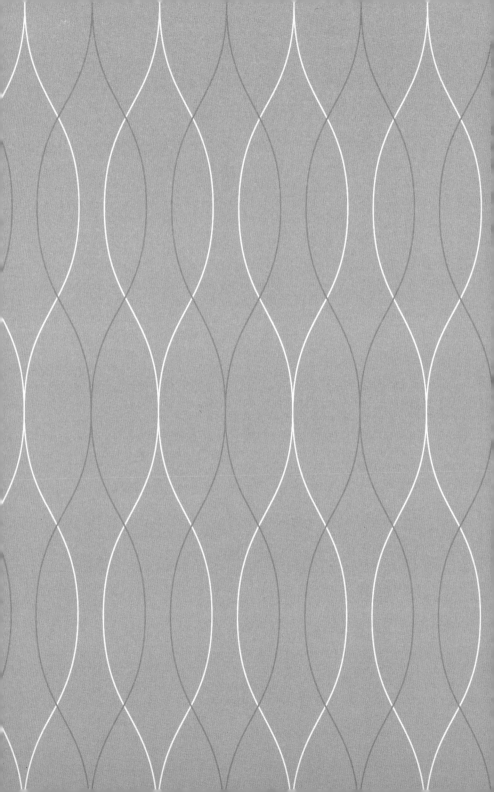